BEZOEK OF BEZOEKING?
JURIDISCHE ASPECTEN VAN VISITATIE

BEZOEK OF BEZOEKING?

JURIDISCHE ASPECTEN VAN VISITATIE

ONDER REDACTIE VAN

Dr. M.J.M.H. Lombarts
Prof. mr. F.C.B. van Wijmen
J.L.M. van de Klundert

Bohn Stafleu van Loghum
Houten 2005

© 2005 Bohn Stafleu van Loghum, Houten
Alle rechten voorbehouden. Niets uit deze uitgave mag worden verveelvoudigd, opgeslagen in een geautomatiseerd gegevensbestand, of openbaar gemaakt, in enige vorm of op enige wijze, hetzij elektronisch, mechanisch, door fotokopieën, opnamen, of enig andere manier, zonder voorafgaande schriftelijke toestemming van de uitgever.

Voor zover het maken van kopieën uit deze uitgave is toegestaan op grond van artikel 16b Auteurswet 1912 j° het Besluit van 20 juni 1974, Stb. 351, zoals gewijzigd bij Besluit van 23 augustus 1985, Stb. 471 en artikel 17 Auteurswet 1912, dient men de daarvoor wettelijk verschuldigde vergoedingen te voldoen aan de Stichting Reprorecht (Postbus 3060, 2130 KB Hoofddorp). Voor het overnemen van (een) gedeelte(n) uit deze uitgave in bloemlezingen, readers en andere compilatiewerken (artikel 16 Auteurswet 1912) dient men zich tot de uitgever te wenden.

Samensteller(s) en uitgever zijn zich volledig bewust van hun taak een zo betrouwbaar mogelijke uitgave te verzorgen. Niettemin kunnen zij geen aansprakelijkheid aanvaarden voor onjuistheden die eventueel in deze uitgave voorkomen.

ISBN 90 313 4655 1
NUR 820

Ontwerp binnenwerk en lay-out: Peter Walvius BNO, Nijmegen

Bohn Stafleu van Loghum
Het Spoor 2
Postbus 246
3990 GA Houten
www.bsl.nl

Distributeur in België:
Standaard Uitgeverij
Belgiëlei 147a
2018 Antwerpen
www.standaarduitgeverij.be

AUTEURS EN REDACTIE

MW. J.F. ADMIRAAL
Gynaecoloog, maatschap gynaecologie, Groene Hart Ziekenhuis, Gouda

MW. DRS. I. VAN BENNEKOM-STOMPEDISSEL
Directeur Nederlanse Patiënten/Consumenten Federatie, Utrecht

MW. MR. M.C.I.H. BIESAART
Algemeen secretaris Colleges, KNMG, Utrecht

MW. MR. DRS. K.M. BREUKER
Advocaat, Nysingh Dijkstra de Graaff advocaten-notarissen, Zwolle

MW. MR. A.C. DE DIE
Advocaat, Pels, Rijcken & Droogleever Fortuijn, Den Haag

DR. C.D. VAN DUYN
Chirurg, voorzitter Medisch Wetenschappelijke Raad CBO, Utrecht

DR. J.J.E. VAN EVERDINGEN
Dermatoloog, adjunct-directeur Kwaliteitsinstituut voor de Gezondheidszorg CBO, Utrecht

DRS. J.A. FOSSEN
Medewerker Audit en Visitatie, Kwaliteitsinstituut voor de Gezondheidszorg CBO, Utrecht

DR. IR. R.D. FRIELE
Hoofd onderzoeksafdeling 3/kenniscentrum, Nivel, Utrecht

DR. L.H. VAN HULSTEIJN
Internist, maatschap Internisten, Bernhoven Ziekenhuis, Veghel; voorzitter Raad voor Wetenschap, Opleiding en Kwaliteit, Orde van Medisch Specialisten, Utrecht

DR. C.A.F. JANSVELD
Longarts, secretaris Medisch Specialisten Registratie Commissie, Utrecht

MR. D. JONGSMA
Medewerker afdeling Dienstverlening, Orde van Medisch Specialisten, Utrecht

MR. DR. PH.S. KAHN
Hoofd stafburo en directiesecretaris, ziekenhuis Hilversum

PROF. DR. N.S. KLAZINGA
Hoogleraar Sociale geneeskunde, Universiteit van Amsterdam; medisch directeur GG&GD Amsterdam

J.L.M. VAN DE KLUNDERT
Arts, secretaris Raad voor Wetenschap, Opleiding en Kwaliteit; manager Bureau Kwaliteitszorg, Orde van Medisch Specialisten, Utrecht

MW. MR. W.L.R. KUIPERS
Adviseur van de directie, Orde van Medisch Specialisten, Utrecht

MR. DR. J. LEGEMAATE
Juridisch adviseur/beleidscoördinator Gezondheidsrecht, KNMG, Utrecht

MW. DR. M.J.M.H. LOMBARTS
Wetenschappelijk onderzoeker, afdeling Sociale Geneeskunde, Academisch Medisch Centrum, Amsterdam; zelfstandig adviseur kwaliteitsbeleid medisch specialisten, Heusden

PROF. DR. J.M.W.M. MERKUS
Emeritus-hoogleraar Gynaecologie, Universitair Medisch Centrum St. Radboud, Nijmegen

PROF. DR. J.A. SWINKELS
Psychiater, Academisch Medisch Centrum / De Meren / Trimbos-instituut; hoogleraar Richtlijnontwikkeling Geestelijke Gezondheidszorg, Universiteit van Amsterdam; voorzitter Platform Kwaliteit, voorzitter Begeleidingscommissie Richtlijnen, Orde van Medisch Specialisten, Utrecht

MR. DRS. R.W. VERRIPS
Hoofd adeling Kwaliteit en Organisatie, NVZ vereniging van ziekenhuizen, Utrecht

MW. DRS. C.M. VAN WEERT
Adjunct-directeur Kwaliteitsinstituut voor de Gezondheidszorg CBO, Utrecht

PROF. MR. F.C.B. VAN WIJMEN
Hoogleraar Gezondheidsrecht, faculteiten Geneeskunde, Gezondheidswetenschappen en Rechtsgeleerdheid, Universiteit Maastricht

Referenten

PROF. MR. J.K.M. GEVERS
Hoogleraar afdeling Sociale Geneeskunde, Universiteit van Amsterdam; lid Gezondheidsraad; lid Raad voor Gezondheidsonderzoek; bestuurslid Commissie Geneeskunde, KNAW; vice-voorzitter adviescommissie Gezondheidszorg en Ethiek, NWO

MW. PROF. MR. W.R. KASTELEIN
Advocaat, Kramer, Bijker & Steenberghe advocaten, Utrecht; bijzonder hoogleraar Gezondheidsrecht, Katholieke Universiteit Nijmegen

PROF. MR. B. SLUIJTERS
Emeritus-hoogleraar Gezondheidsrecht

MW. MR. T. VAN DER WINDT
Advocaat

VOORWOORD

Kwaliteitsvisitatie: peer review in optima forma

Dit is een boek over visitatie van medisch specialisten. Het uitgangspunt daarbij is dat het werk van de medisch specialist wordt beoordeeld door een collega-medisch specialist: peer review.
Kwaliteit, competentie en professionaliteit zijn kernbegrippen van een goede medisch-specialistische beroepsuitoefening. Het Centraal College Medische Specialismen heeft de competenties vastgesteld waaraan de medisch specialist moet voldoen bij de eerste registratie. Daarin zijn alle elementen begrepen voor kwaliteit en professionaliteit van de medisch specialist. Het integrale kwaliteitsbeleid vormt een kader waarbinnen de medisch specialist zijn werk doet, maar biedt hem ook vrijheid en ruimte om naar eer en geweten te beslissen: de professionele autonomie of, zoals tegenwoordig vaker wordt gezegd: de professionele verantwoordelijkheid.
Visitatie, intercollegiale toetsing, evaluatie van het maatschapsfunctioneren, 'multi-source feedback', intervisie, functioneringsgesprekken en jaargesprekken zullen het landschap van de verantwoording van door autonome professionals geleverde zorg gaan kleuren. Niet zwart-wit, maar zoekend naar de nuance, elkaar de helpende hand biedend om de zorg te verbeteren voor de patiënt die zich meldt bij de medisch specialist. Visitatie beoogt het functioneren van de professionals en de prestaties van de ziekenhuizen te bevorderen en het onverhoopt beginnende disfunctioneren in de kiem te smoren. De kwaliteit van zorg heeft voor de medisch specialist topprioriteit, maar die kwaliteit moet dan ook aantoonbaar zijn in de werkelijkheid van alledag.

Ontwikkelingen in de maatschappij gaan natuurlijk niet aan de gezondheidszorg voorbij. Ook de medisch-specialistische zorg gaat mee in veranderende patronen van werken, toetsen, verantwoording afleggen. Visitatie is een exponent van deze veranderingen. Tegelijkertijd beïnvloeden deze veranderingen de manier waarop visitatie wordt vormgegeven en ingebed in organisaties en in wet- en regelgeving.

Dit boek beschrijft en beschouwt visitatie vanuit een juridische invalshoek. Een aanrader voor elke professional die zich (intercollegiaal) laat toetsen en voor de organisaties waar professionals werken.

Dr. L.H. van Hulsteijn, internist
Voorzitter Raad voor Wetenschap, Opleiding en Kwaliteit,
Orde van Medisch Specialisten

TEN GELEIDE

In dit boek staat visitatie van de medisch-specialistische beroepsbeoefening centraal. Visitatie is een model voor kwaliteitsbewaking en -bevordering dat door en voor medisch specialisten is ontwikkeld. In het kwaliteitsbeleid van medisch specialisten in Nederland heeft visitatie een stevige en prominente positie. Dit geldt voor zowel de opleidingsvisitaties als de kwaliteitsvisitaties. De opleidingsvisitaties vinden al sinds 1966 plaats en worden uitgevoerd ter verkrijging of tot behoud van de opleidingsbevoegdheid. De kwaliteitsvisitaties, gericht op de bewaking en verbetering van de kwaliteit van de patiëntenzorg, kennen een veel kortere historie; in 1989 werd de eerste chirurgische maatschap 'op kwaliteit' gevisiteerd.

Geen enkel ander land beschikt over een visitatieprogramma dat breed gedragen wordt door de medische professie (alle erkende medische specialismen doen mee) en tegelijkertijd goed is ingebed in het landelijke kwaliteitsbeleid. Internationaal wekt het succes van visitatie belangstelling en bewondering. Niet op de laatste plaats omdat medisch specialisten zelf zowel de inhoudelijke ontwikkelaars van het visitatiemodel zijn, als ook de managers en de cliëntèle van de visitatieprogramma's. Visitatie is een vorm van intercollegiale toetsing en medisch specialisten sluiten met hun visitatieactiviteiten aan bij de (internationaal gevoelde) collectieve verantwoordelijkheid voor de kwaliteit van de patiëntenzorg. Bovendien geven ze met de discussie over en explicitering van kwaliteitsnormen in het kader van de visitatie invulling aan de zogenoemde 'professionele standaard' waarnaar overheid, wetgever en rechter graag mogen verwijzen.

In debat en dialoog heeft een groep van circa twintig medisch specialisten onlangs de professionele standaard verder aangescherpt door het kwaliteitsvisitatiemodel grondig te vernieuwen. De gezamenlijke wetenschappelijke verenigingen hadden eerder duidelijk gemaakt dat de kwaliteitsvisitatie aan herziening toe was. Tijdens een 'invitational conference' in 2001 spraken zij hun voorkeur uit voor een visitatiemodel dat meer gericht is op de evaluatie van zorg en het professioneel functioneren. De verenigingen gaven hiermee in feite het startschot voor het project Actualisatie visitatiekader, dat onder auspiciën van de Orde van Medisch Specialisten door leden van de Nederlandse Vereniging voor Kindergeneeskunde (NVK), de Nederlandse Vereniging voor Obstetrie en Gynaecologie (NVOG) en de Nederlandse Vereniging voor Heelkunde (NVVH) tussen juni 2002 en juni 2004 werd uitgevoerd. Onder begeleiding van het Kwaliteitsinstituut voor de gezondheidszorg CBO werd in twee jaar tijd een nieuw kwaliteitsvisitatiemodel ontwikkeld, getest en geëvalueerd.

Al vrij vroeg in het project rezen vele juridische vragen over visitatie. Die kwamen voort uit de vele gedachtewisselingen over een nieuwe koers, over nieuwe toetsingsinstrumenten, over bredere toepassing van de kwaliteitsvisitatie en over herpositionering van visitatie in het kwaliteitsbeleid. Besloten werd in een separaat traject verder na te denken over de juridische aspecten en consequenties van visitatie. Aldus geschiedde en dankzij de medewerking van een groot aantal vooraanstaande gezondheidszorgjuristen, advocaten en medisch specialisten konden de eerste resultaten van deze exercitie op 13 oktober 2004 worden gepresenteerd aan vertegenwoordigers van de wetenschappelijke verenigingen. De vruchtbare discussies van de bijeenkomst op die dag zijn alle gedocumenteerd en in dit boek verwerkt.

Dit boek is primair geschreven voor de medisch specialist, individueel praktiserend en/of georganiseerd in maatschap, vakgroep, medische staf of wetenschappelijke vereniging. Wij denken echter dat ook ziekenhuisbestuurders en juristen in de zorgsector het boek lezenswaardig zullen vinden. We hopen en verwachten dat dit boek voor de lezer vele juridische onduidelijkheden met betrekking tot visitatie zal ophelderen en dat daardoor mogelijk bestaande zorg of wantrouwen jegens visitatie weggenomen wordt.

Dit boek geeft geen definitief antwoord op alle vragen over visitatie. De wet laat ruimte voor interpretatieverschillen en de jurisprudentie ten aanzien van visitatie is zeer beperkt. In de tekst treft u daarom soms argumenten en overwegingen aan in plaats van harde uitspraken over wat wel en niet mag of over hoe zaken dienen te worden gedaan of geregeld. Bovendien wordt in het boek aandacht besteed aan actuele ontwikkelingen, zoals het evalueren van het individueel functioneren van medisch specialisten en het sanctiebeleid van wetenschappelijke verenigingen bij gevisiteerde praktijken die niet voldoen aan van tevoren door die wetenschappelijke verenigingen vastgestelde criteria. Voor deze onderwerpen worden de juridische kaders wel uiteengezet, maar finale uitspraken over nog niet uitgekristalliseerde initiatieven blijven achterwege.

Visitatie, bezoek of bezoeking? Een boek over de juridische aspecten en consequenties van visitatie wakkert wellicht het onbehaaglijke gevoel aan dat visitatie 'gejuridiseerd' wordt. Tijdens de conferentie op 13 oktober 2004 uitte menig medisch specialist de vrees dat regels, regelzucht en bureaucratie het professionele visitatiebeleid zullen gaan beheersen. Regels worden in die visie gezien als hinderpalen voor het goed uitvoeren van visitaties en het verbeteren van de kwaliteit van de patiëntenzorg. Visitatie als bezoeking dus.

Juridisering kan echter ook in positieve zin worden verstaan. De bemoeienis van het recht kan leiden tot ordening, het verduidelijken van bevoegdheden en verantwoordelijkheden en tot rechtsbescherming. Het recht maakt duidelijk aan welke normen moet worden voldaan. In de context van visitatie hebben die normen betrekking op het visitatiebeleid van wetenschappelijke verenigingen, op het visitatieproces en, uiteraard, op de kwaliteit(sbewaking) van maatschappen en hun praktijken. De rechter zal de waarde van een visitatie en van de resultaten daarvan vooral bepalen op basis van de deugdelijkheid van het proces waarin deze visitatienormen zijn ontwikkeld.

Het lijkt er dus wel op dat de bemoeienis van het recht met visitatie de programmamakers van visitatie noopt tot aanscherping van afspraken. Duidelijk moet echter ook zijn dat de regels die worden gesteld aan de zorgvuldigheid waarmee een visitatie wordt voorbereid en uitgevoerd, uiteindelijk zowel de wetenschappelijke verenigingen als de te visiteren en gevisiteerde maatschappen beschermen. Mits op juiste wijze vormgegeven en gebruikt, kan visitatie bijdragen aan het realiseren van een betere patiëntenzorg. We hopen dat u na lezing van dit boek visitatie zult beschouwen als een bezoek dat juist hiertoe wordt aangewend.

Dit boek is als volgt opgebouwd. Na een inleidend hoofdstuk over de historische ontwikkeling en recente vernieuwing van de kwaliteitsvisitatie, wordt in de hoofdstukken 2 tot en met 4 invulling gegeven aan het begrip 'verantwoord visitatiebeleid' waarvoor de medisch-wetenschappelijke verenigingen primair verantwoordelijk zijn. De normstelling die ten grondslag ligt aan de intercollegiale toetsing, de voorbereiding en uitvoering van de visitatie en de rapportage van de bevindingen worden op hun juridische merites beoordeeld. Ook wordt besproken welke mogelijkheden de verenigingen hebben jegens maatschappen in geval ze een 'onvoldoende' krijgen na een visitatie. Zijn 'sancties' mogelijk? En wenselijk?

De hoofdstukken 5 en 6 hebben een ander perspectief. Het accent in deze hoofdstukken ligt op de medisch specialist en zijn werkomgeving. Wat betekent een visitatie, in juridische zin, voor een individueel praktiserend medicus en/of voor zijn of haar maatschap? En welke rol spelen de medische staf en de raad van bestuur in het geheel? Wie is eigenlijk (eind)verantwoordelijk voor de kwaliteit van medisch-specialistische zorg en wat betekent dat voor de inzage in de visitatierapporten van maatschappen?

In het laatste, verkennende deel van dit boek wordt de juridische betekenis van visitatie voor patiënten (hoofdstuk 7) en andere belanghebbenden en geïnteresseerden (hoofdstuk 8) besproken. De rol en rechten van zorgverzekeraars, verwijzers, samenwerkingspartners en anderen passeren de revue. Hier komen vragen aan de orde over de functie van visitatie voor de samenleving in brede zin, over transparantie van de visitatie en van openbaarheid van de resultaten ervan.

Het boek wordt afgesloten (hoofdstuk 9) met een blik op de toekomst van visitatie.

Om de toegankelijkheid en herkenbaarheid van de soms taaie juridische onderwerpen te verbeteren, hebben de hoofdstukken een gelijke structuur gekregen. De problematiek van het hoofdstuk wordt steeds geïntroduceerd aan de hand van een casus, gevolgd door een korte inleiding waarin de probleemstellingen worden geformuleerd. Deze vragen worden daarna belicht en beantwoord. Voor de lezer met weinig tijd is er in het begin van elk hoofdstuk een korte samenvatting van de belangrijkste juridische feiten en bevindingen. Aan het einde van het hoofdstuk worden conclusies getrokken ten aanzien van de desbetreffende casus. Met enkele praktische aanbevelingen over het besproken visitatieaspect voor de specialist, maatschap, medische staf, wetenschappelijke vereniging en/of anderen wordt elk hoofdstuk afgesloten.

Tot slot, we hebben een aantal keuzes gemaakt om de leesbaarheid te vergroten. Medisch specialisten werken veelal in georganiseerd verband. Hiervoor worden verschillende benamingen gebezigd, zoals maatschap, vakgroep, praktijk, discipline en afdeling. In dit boek is gekozen voor de meest gebruikte naam: maatschap. Ook in discussies over de nieuwe kwaliteitsvisitatie, waar dit boek zijn aanleiding vindt, werd en wordt gesproken over maatschappen. Illustratief hiervoor is dat in het nieuwe kwaliteitsprofiel 'het maatschapsfunctioneren' een van de te evalueren kwaliteitsdomeinen is. Uiteraard geldt dit ook voor vakgroepen. Specialisten in dienstverband lijken hier geen probleem mee te hebben. We schrijven dus over maatschappen, waarbij alle andere organisatievormen inbegrepen zijn. Daar waar het onderscheid tussen maatschappen en vakgroepen relevant is, wordt dit expliciet gemaakt. Bij de term 'maatschap' dient nog een kanttekening te worden gemaakt. Bij de Eerste Kamer der Staten-Generaal is een wetsvoorstel in behandeling tot wijziging van de regeling inzake personenvennootschappen. Als deze nieuwe regeling van kracht is geworden, zal de term maatschap gebruikt worden voor de zogenaamde 'stille vennootschap', zijnde een maatschap van personen die zich naar buiten toe niet als één organisatie presenteren. Voor de huidige maatschap van medisch specialisten zal dan de term 'openbare vennootschap' worden gebruikt.

Verder refereren we in dit boek omwille van de leesbaarheid aan de medisch specialist als man. Uiteraard kan en moet overal waar het mannelijke persoonlijk voornaamwoord wordt gebruikt, ook het vrouwelijke worden gelezen.

Rest ons nog de vele auteurs en referenten die aan de totstandkoming van dit boek hebben meegewerkt, hartelijk te danken. Zonder hun grote inzet en zeer deskundige inbreng was het onmogelijk geweest dit boek te realiseren. We noemen hier bij naam de volgende referenten: prof. mr. S. Gevers, prof. mr. W. Kastelein, prof. mr. B. Sluijters en mr. T. van der Windt. Allen hartelijk dank.

De redactie

INHOUD

Auteurs en redactie v

Voorwoord ix

Ten geleide xi

1 **Kwaliteitsvisitatie van medisch specialisten: de opkomst, groei en vernieuwing van een professioneel kwaliteitstoetsingsmodel** 1
  M.J.M.H. Lombarts
  1.1 Inleiding 1
  1.2 De jaren 1985-1995: opkomst en snelle groei 2
  1.3 De jaren 1995-2000: verankering en eerste resultaten 4
  1.4 De jaren 2000-2005: een fase van vernieuwing en integratie 5
    1.4.1 Het nieuwe visitatiemodel 6
  1.5 Slot 9
  Literatuur 9

2 **De normstelling voor en de voorbereiding van een visitatie** 13
  J. Legemaate, J.M.W.M. Merkus en J.A. Fossen
  2.1 Inleiding en probleemstelling 13
  2.2 Doel van de visitatie 14
  2.3 Toetsingsnormen in het kader van visitatie 14
    2.3.1 Algemeen 14
    2.3.2 Inhoud en breedte van het kwaliteitsprofiel 15
    2.3.3 Aard van de kwaliteitsnormen waaraan getoetst wordt 17
    2.3.4 Algemene eisen die aan toetsingsnormen gesteld kunnen worden 19
    2.3.5 Normontwikkeling als proces 19
  2.4 Het voorbereiden van een visitatie 20
  2.5 De 'brandweervisitatie' 21
  2.6 Toepassing op de casus 22
  Literatuur 22

3 **De visitatie en de rapportage** 25
  M.C.I.H. Biesaart, C.A.F. Jansveld en C.M. van Weert
  3.1 Inleiding en probleemstelling 25
  3.2 Oordeelsvorming in de visitatiecommissie 26
    3.2.1 Welke bronnen van informatie gebruikt de visitatiecommissie? 26
    3.2.2 Hoe komt de visitatiecommissie tot een oordeel? 27
  3.3 Vaststelling van het visitatierapport 29
    3.3.1 Vaststelling van de rapportage door de plenaire visitatiecommissie 29
    3.3.2 Bezwaar- en beroepsmogelijkheden voor gevisiteerden 29
  3.4 Openbaarheid van (de resultaten van) visitatierapporten 30
    3.4.1 Raad van bestuur 30
    3.4.2 Medisch Specialisten Registratie Commissie 31
    3.4.3 Inspectie voor de Gezondheidszorg 32
    3.4.4 Rechter 33
    3.4.5 Zorgverzekeraar 33
    3.4.6 Verwijzers en samenwerkingspartners 34
    3.4.7 Partners in een fusieproces 35
    3.4.8 De samenleving 36
  3.5 Toepassing op de casus 36
  Literatuur 38

4 **Visitatie en de wetenschappelijke verenigingen** 41
  K.M. Breuker, M.J.M.H. Lombarts en D. Jongsma
  4.1 Inleiding en probleemstelling 41
  4.2 Wetenschappelijke verenigingen en het verenigingsrecht 43
    4.2.1 Verenigingsrecht en visitatie van maatschappen 44
    4.2.2 Aanbevelingen voor verbetering 46
  4.3 Maatregelen na een 'onvoldoende' kwaliteitsvisitatie 47
    4.3.1 Maatregelen ten aanzien van de maatschap 47
    4.3.2 Maatregelen ten aanzien van individuele leden 50
  4.4 Aansprakelijkheid van verenigingen 51
  4.5 Toepassing op de casus 52
  4.6 Besluit 52
  Literatuur 53

5 **Visitatie en het ziekenhuisbestuur** 55
J.L.M. van de Klundert, W.L.R. Kuipers en R.W. Verrips
5.1 Inleiding en probleemstelling 55
5.2 De raad van toezicht en het kwaliteitsbeleid van het ziekenhuis 56
5.3 De raad van bestuur en de kwaliteit van de patiëntenzorg 57
  5.3.1 De rol van de raad van bestuur bij visitaties 57
  5.3.2 De raad van bestuur en de Inspectie 60
5.4 Visitatie als onderdeel van het kwaliteitssysteem van het ziekenhuis 60
5.5 Toepassing op de casus 62

6 **Visitatie en de betekenis voor medische staf, maatschap en medisch specialist** 65
Ph.S. Kahn, J.F. Admiraal, J.J.E. van Everdingen en C.D. van Duyn
6.1 Inleiding en probleemstelling 65
6.2 De juridische betekenis van visitatie voor de medische staf 66
6.3 De juridische betekenis van visitatie voor de maatschap 68
6.4 De juridische betekenis van visitatie voor de medisch specialist 69
6.5 Toepassing op de casus 70
Literatuur 72

7 **De betekenis van visitatie voor patiënten en patiëntenorganisaties** 75
F.C.B. van Wijmen, I. van Bennekom en R.D. Friele
7.1 Inleiding en probleemstelling 75
7.2 Belang voor patiënt en samenleving: verantwoorde zorg 77
7.3 Visitatie en de patiënt 78
  7.3.1 Normstelling 78
  7.3.2 Voorbereiding 80
  7.3.3 Uitvoering 81
  7.3.4 Rapportage 81
  7.3.5 Follow up 82
7.4 Visitatie en patiënten/consumentenorganisaties 83
7.5 Toepassing op de casus 84
7.6 Conclusies 85
Literatuur 87

8 **Visitatie: verantwoorde zorg, verantwoording en vertrouwen** 89
  A.C. de Die, N.S. Klazinga en J.A. Swinkels
  8.1 Inleiding en probleemstelling 89
  8.2 Functies van visitatie voor het ziekenhuis 90
    8.2.1 Kwaliteitsverbetering 90
    8.2.2 Borging van kwaliteitseisen 91
    8.2.3 Externe verantwoording 92
  8.3 Functies van visitatie voor de samenleving 94
    8.3.1 Borging en continuering van vertrouwen in de gezondheidszorg 94
    8.3.2 Toezicht en verantwoording 95
    8.3.3 Visitatie in de rechtspraak 96
  8.4 Verantwoorde zorg bedreigd: de rol van derden 99
  8.5 Visitatie en extern gebruik: discussie 100
  8.6 Besluit 101
  Literatuur 102

9 **Visitatie in toekomstperspectief** 105
  F.C.B. van Wijmen en M.J.M.H. Lombarts
  9.1 Inleiding 105
  9.2 Verantwoorde zorg 105
  9.3 Ontwikkelingsperspectief 107
  9.4 Transparantie 108
  9.5 Visitatie en de individuele specialist 109
  9.6 Visitatie en de medische staf 111
  9.7 Visitatie en het ziekenhuis(management) 112
  9.8 Visitatie en de patiënt(enorganisaties) 113
  9.9 Visitatie en de samenleving 114
  9.10 Visitatie en toezicht en handhaving 115
  9.11 Tot slot 116
  Literatuur 117

Register 119

Hoofdstuk 1

KWALITEITSVISITATIE VAN MEDISCH SPECIALISTEN: DE OPKOMST, GROEI EN VERNIEUWING VAN EEN PROFESSIONEEL KWALITEITSTOETSINGSMODEL

M.J.M.H. Lombarts

KERNBOODSCHAPPEN

- Kwaliteitsvisitatie is een initiatief van medisch specialisten en als zodanig een vorm van zuivere zelfregulering.
- De ontwikkeling van visitatie als kwaliteitstoetsingsinstrument heeft gelijke tred gehouden met het algemeen kwaliteitsbeleid in Nederland.
- Vanaf het begin zijn medisch specialisten positief gestemd geweest over het gebruik van visitatie als kwaliteitstoetsingsinstrument, alhoewel na twee 'visitatierondes' werd gesproken van afnemende meeropbrengst voor de eigen maatschap.
- Dit inspireerde tot modernisering van de visitatie, die in de huidige opmaak betrekking heeft op evaluatie van zorg en zorgprocessen en de dagelijkse praktijkvoering van maatschappen en specialisten.
- Hoewel de inhoud van de visitatie drastisch is veranderd, blijven de contouren vrijwel onaangetast. De visitatie blijft maatschapsgericht, het doel blijft kwaliteitsbevordering, het karakter blijft 'peer review' en de resultaten blijven vertrouwelijk.

1.1 Inleiding

In 1989 visiteerde de Nederlandse Vereniging voor Heelkunde de eerste chirurgische niet-opleidingspraktijk. Anno 2005 worden jaarlijks enkele honderden kwaliteitsvisitaties uitgevoerd door alle wetenschappelijke verenigingen gezamenlijk. In zestien jaar tijd heeft visitatie zich in het kwaliteitsbeleid van medisch specialisten een stevige en prominente positie weten te verwerven (Lombarts, 2003).

De opvatting bestaat dat artsen zelf het best in staat zijn om de professionele kwaliteit van de zorg te bewaken. Hiermee wordt het 'recht' op zelfregulering verdedigd. Zelfregulering is echter niet vanzelfsprekend; de professie zal het te allen tijde moeten kunnen rechtvaardigen en is hierover daarom voortdurend met het publiek 'in onderhandeling'. Tegen deze achtergrond, waarover meer te lezen is in de literatuur over professionalisering (Freidson, 1994; Wynia et al., 1999; Irvine, 1997), worden in dit inleidende hoofdstuk de opkomst, groei en vernieuwing van de kwaliteitsvisitatie in de periode 1985-2005 beschreven.

1.2 De jaren 1985-1995: opkomst en snelle groei

Halverwege de jaren tachtig kwam er een einde aan het overheidsregime van gedetailleerde planning en regulering. In plaats daarvan koos de overheid voor deregulering, marktwerking en zelfregulering. Deze nieuwe koers werd ingeluid door het rapport van de Commissie-Dekker (1987) en later bevestigd en uitgewerkt in andere beleidsvoorstellen, zoals in het plan-Simons (1990) en het rapport-Dunning (1991). Deze overgang verliep niet zonder slag of stoot; ze werd voorafgegaan door een hele serie conflicten tussen de overheid en de medische professie over het aanpassen van de specialistenhonoraria (Scholten, 1994). Toen die aanhielden, toonde de overheid zich bereid de verantwoordelijkheid voor de kosten, de verbetering van de efficiëntie en de kwaliteit van zorg neer te leggen bij de partijen in het veld.

In dit politieke klimaat werd visitatie van niet-opleidingspraktijken voor het eerst geagendeerd door de Nederlandse Vereniging voor Heelkunde (NVVH). Begin 1986 installeerde de NVVH een commissie die de mogelijkheden van deze visitaties moest gaan onderzoeken. In de NVVH-nieuwsbrief van augustus 1987 werd de start van de visitaties van chirurgische niet-opleidingspraktijken aangekondigd. Daarbij werd van groot belang geacht dat 'kwaliteitscontrole een facet is dat tot elke prijs in handen van de beroepsgroep moet blijven om ambtelijke c.q. overheidscontrole welke gespeend is van inzicht in deze materie te voorkomen...' De bereidheid tot participatie in het nieuwe visitatieprogramma bleek groot. Het initiatief van de NVVH werd op de voet gevolgd door de Nederlandse Vereniging voor Anesthesiologen (NVA). Het NVA-bestuur benadrukte de potentieel grote waarde van visitatie '... ook in de contacten met de Inspectie voor de Gezondheidszorg'. Ook andere wetenschappelijke verenigingen begonnen eind jaren tachtig over visitatie van niet-opleidingsklinieken te discussiëren.

In 1988 pleitte de Landelijke Specialistenvereniging (LSV) in haar rapport *De specialist van morgen* voor de implementatie van 'een visitatiesysteem voor afdelingen of functionele eenheden binnen het ziekenhuis (...) ter evaluatie van de kwaliteit en kwantiteit van de zorgverlening door de afdeling of functionele eenheid.' De concrete plannen omvatten de ontwikkeling van twee separate visitatiesystemen: een integraal visitatiesysteem voor de evaluatie van de kwaliteitsactiviteiten van medische staven en een op specialismen georiënteerd visitatiesysteem voor maatschappen.[1] De LSV nam de leiding in het opzetten van de integrale visitaties, de wetenschappelijke verenigingen gingen hun eigen niet-opleidingspraktijken visiteren. Ondanks

---

[1] Medisch specialisten werken veelal in georganiseerd verband. Hiervoor worden verschillende benamingen gebezigd, zoals maatschap, vakgroep, praktijk, discipline en afdeling. Teneinde de leesbaarheid te verbeteren is in dit boek gekozen voor de meest gebruikte naam: maatschap. We schrijven dus over maatschappen, waarbij alle andere organisatievormen inbegrepen zijn.

zeventien proefvisitaties (1989-1990) en het belang dat de LSV hechtte aan de integrale visitatie, kregen de integrale proefvisitaties nooit een vervolg (LSV, 1992). De multispecialistische benadering, het algemene karakter en de onbekendheid met de integrale visitaties bij specialisten verklaren mogelijk de beëindiging van dit visitatieprogramma. Waarschijnlijk echter heeft ook het gebrek aan een breed draagvlak bij de wetenschappelijke verenigingen ertoe bijgedragen. De rol die de LSV eind jaren tachtig speelde in de discussies over het herverdelen van de specialisteninkomens, zette bij menig specialist kwaad bloed en deed velen besluiten het LSV-lidmaatschap op te zeggen. De kloof tussen de wetenschappelijke verenigingen en de LSV werd groter en de verenigingen namen de leiding in het voeren van hun eigen (kwaliteits)beleid.

Het rapport van de Commissie-Dekker markeerde ook de start van een nieuw tijdperk in het Nederlandse kwaliteitsbeleid. De kwaliteit van de patiëntenzorg werd vanaf die tijd beschouwd als een resultante van de samenwerking en onderhandelingen tussen partijen in de gezondheidszorg. Tijdens de zogenaamde Leidschendamconferenties in 1989 en 1990 werd dit uitgangspunt nader uitgewerkt. Zorgaanbieders, instellingen en professionals werden tijdens deze landelijke kwaliteitsconferenties expliciet verantwoordelijk gesteld voor het leveren van verantwoorde zorg. Zij werden geacht kwaliteitsnormen te bepalen en zich open te stellen voor de externe toetsing van het naleven ervan. Zorg*instellingen* discussieerden vanaf toen over accreditatie en certificering. De medische professie raapte de handschoen op door visitatie van de niet-opleidingspraktijken te introduceren. Eind jaren tachtig en begin jaren negentig begonnen 20 van de 29 wetenschappelijke verenigingen met visiteren, zoals de verenigingen van orthopedisch chirurgen (1989), internisten (1991), KNO-artsen (1991), neurologen (1991) en urologen (1992). De overheid steunde deze en andere initiatieven die in het veld werden genomen. In 1991 bevestigde ze de nieuwe positie van partijen in de (beleids)nota *Kwaliteit van Zorg*, stellende: '... de kwaliteit van zorg kan beter worden versterkt door mogelijkheden voor zelfregulering te creëren dan door middel van direct ingrijpen door de centrale overheid' (Ministerie van WVC, 1991). In de jaren daarna werd dit standpunt bekrachtigd door de presentatie van een geheel nieuw wettelijk kwaliteitsraamwerk. In slechts een paar jaar tijd werden vijf voor de kwaliteit van zorg relevante wetten uitgevaardigd (Lombarts & Van Wijmen, 2003). Voor de ontwikkeling van visitatie was de Wet op de beroepen in de individuele gezondheidszorg (Wet BIG) het meest relevant, omdat daarin de herregistratie, waaraan visitatie kan worden gekoppeld, werd geregeld.

Het is niet verwonderlijk dat de NVVH als eerste over haar visitatie-ervaringen publiceerde (Koomen et al., 1993). De visitaties bleken positief te zijn onthaald en hadden geresulteerd in aantoonbare kwaliteitsverbeteringen. Dit artikel was de eerste in een rij publicaties over visitatie in vaktijdschriften, nieuwsbrieven, ziekenhuisbladen, beleidsnota's en de landelijke pers.

Halverwege de jaren negentig was visitatie van niet-opleidingspraktijken breed geïntroduceerd in medisch-specialistisch Nederland en had zij een prominente plaats gekregen in het kwaliteitsbeleid van de meeste wetenschappelijke verenigingen.

1.3 De jaren 1995-2000: verankering en eerste resultaten

Van de tweede helft van de jaren negentig tot aan het begin van het nieuwe millennium heeft de ontwikkeling van visitatie zich hoofdzakelijk in de wetenschappelijke verenigingen afgespeeld. Enkele verenigingen kozen voor andere accenten in hun visitatiebenadering en vraagstelling, bijvoorbeeld het gebruik van het INK-kwaliteitsmodel door de Nederlandse Vereniging voor Radiologie. Voor de meeste specialismen gold echter dat in deze periode maatschappen voor de tweede keer werden gevisiteerd. Ook over de resultaten van deze visitaties werd gepubliceerd. De kinderartsen visiteerden van 1995 tot 2000 85 vakgroepen en formuleerden gemiddeld 12,8 adviezen voor verbetering per groep. De belangrijkste adviezen hadden betrekking op de maatschapsorganisatie (De Boer et al., 2000). De Nederlandse Vereniging voor Obstetrie en Gynaecologie (NVOG) rapporteerde over 87 visitaties (316 gynaecologen) die resulteerden in 844 aanbevelingen voor verbetering (Lips et al., 2001). Hiervan hadden er 390 betrekking op samenwerking en communicatie, waarvan 26 aanbevelingen als (zeer) zwaarwegend werden aangemerkt. Tot slot, analyse van 464 aanbevelingen die werden geformuleerd voor vijftig maatschappen van chirurgen, kinderartsen en gynaecologen, liet zien dat 33 procent van de aanbevelingen gaat over het functioneren van de maatschap, 30 procent over het (dagelijkse) managen van de zorg, 25 procent over ziekenhuiszaken en 8 procent over specifieke kwaliteitsonderwerpen, zoals het afhandelen van patiëntenklachten (Lombarts & Klazinga, 2003a).

Door de bank genomen zijn specialisten zeer positief over de visitatie als professioneel kwaliteitsinstrument. Dit blijkt uit een vragenlijstonderzoek onder ruim tweehonderd chirurgen, gynaecologen en kinderartsen die gevisiteerd werden in de jaren 1998-1999 (zie tabel 1.1) (Lombarts & Klazinga, 2003a). Over de waarde van de visitatie voor de eigen maatschap is men echter kritischer. Bijna 35 procent is bijvoorbeeld van mening dat de visitatiecommissie aan het einde van de visitatiedag geen realistisch beeld heeft van de gevisiteerde maatschap. Ook in gesprekken met gevisiteerde maatschappen worden kritische noten over de visitatie gekraakt. Die zou 'te oppervlakkig' zijn, de visitatiecommissie 'niet kritisch genoeg' of 'ongeïnteresseerd', en 'het rapport leverde geen nieuwe inzichten op'. Meer aandacht voor feitelijke patiëntenzorg, complicaties en recidieven zou de visitatie zinvoller maken, aldus de gevisiteerden (Lombarts & Klazinga, 2003b). Deze opvattingen lijken reeds de volgende fase van de ontwikkeling van visitatie in te luiden.

Tabel 1.1 Mening van specialisten over visitatie (Lombarts & Klazinga, 2003a)

Stelling over visitatie	Percentage specialisten dat het met deze stelling (zeer) eens is
1 Visitatie is een goede methode om kwaliteit van de praktijkvoering te toetsen en verbeteren.	91,1
2* Ik ben overtuigd van het nut van visitatie.	93,0
3 Alle specialisten moeten aan visitatie meedoen, ook als dit niet wettelijk verplicht is.	93,7
4* Meedoen aan een visitatie is geen tijdverspilling.	98,1
5 Bewaking en verbetering van de kwaliteit van de beroepsuitoefening is een belangrijke taak van de wetenschappelijke verenigingen.	99,4
6 Visitatie leidt bijna altijd tot verbetering van de praktijkvoering.	77,4
7 De visitatiecommissie heeft aan het eind van de visitatiedag een realistisch beeld van de praktijksituatie.	65,4
8 Visitatie spoort 'blinde vlekken' en oude routines op.	70,9

* Deze stellingen waren in de vragenlijst negatief geformuleerd.

1.4 De jaren 2000-2005: een fase van vernieuwing en integratie

Sinds 2001 overschrijdt het debat over visitatie de grenzen van de verenigingen weer. De Orde van Medisch Specialisten pikte signalen op over het afnemen van de toegevoegde waarde van de visitatie na een aantal 'visitatierondeń' en initieerde een project om het visitatiemodel te vernieuwen. Ook maatschappelijke ontwikkelingen noopten tot een heroriëntatie op de visitaties. Discussies over medische fouten en over een onveilige gezondheidszorg spelen in het publieke debat een steeds belangrijker rol en ondermijnen het vertrouwen in de medische professie. Steeds luider klinkt de roep om inzage in de resultaten van het professioneel handelen. De geslaagde poging van de pers om inzage te krijgen in een visitatierapport van een disfunctionerende maatschap (zie hoofdstuk 8) en de periodieke enquêtes die Elsevier en de Consumentenbond houden om zicht te krijgen op de kwaliteit van de geleverde zorg, zijn illustratief voor deze tendens. Dergelijke consumenteninitiatieven passen goed in het overheidsbeleid dat gericht is op verdere versterking van het marktdenken en de positie van de partijen in het veld. Toezicht op de kwaliteit van zorg blijft echter een taak van de overheid. Met de recent geïntroduceerde basisset prestatie-indicatoren ziekenhuizen, opgesteld door de Inspectie voor de Gezondheidszorg in samenwerking met de NVZ Vereniging van Ziekenhuizen, de Nederlandse Federatie van Universitair medische centra (NFU) en de Orde van Medisch Specialisten, wordt beoogd de prestaties van ziekenhuizen en artsen toegankelijk te maken (Meijerink et al., 2003).

De wetenschappelijke verenigingen hebben de afgelopen drie jaar in samenwerking met het Kwaliteitsinstituut voor de gezondheidszorg CBO en de Orde van Medisch Specialisten aan een nieuw visitatiemodel gewerkt. In twee jaar tijd ontwikkelden en testten de wetenschappelijke verenigingen van chirurgen, kinderartsen en gynaecologen een nieuw visitatiemodel en de bijbehorende toetsingsinstrumenten. In september 2004 presenteerden zij hun resultaten aan de andere medische beroepsverenigingen. Datzelfde jaar startten de verenigingen van internisten, orthopeden, longartsen, dermatologen en pathologen met de 'vertaling' van het door hun collega's ontwikkeld instrumentarium voor het eigen specialisme. Het CBO bood ook in deze tweede fase ondersteuning aan de verenigingen. Proefvisitaties werden voorjaar 2005 afgerond. De ervaringen met het nieuwe visitatiemodel van de acht genoemde wetenschappelijke verenigingen zijn geëvalueerd en te boek gesteld ten behoeve van de implementatie van het nieuwe model bij de overige geïnteresseerde wetenschappelijke verenigingen (Fossen et al., 2005).

Met de nieuwe invulling van het visitatiemodel wordt het ook relevant voor de opleidingspraktijken. Sinds januari 2005 is deelname aan de visitatie 'nieuwe stijl' voor alle specialisten verplicht.

1.4.1 HET NIEUWE VISITATIEMODEL

In het nieuwe visitatiemodel verschuift de aandacht van een globale toetsing van structuren en randvoorwaarden naar een meer specifieke evaluatie van zorgprocessen en resultaten van het (dagelijks) handelen van specialisten en maatschappen (Reijnders et al., 2004; Lombarts et al., 2004). De specialisten hebben vier professionele kwaliteitsdomeinen geformuleerd waarop de kwaliteitsvisitatie gericht is:
– evaluatie van zorg;
– professionele ontwikkeling;
– het maatschapsfunctioneren;
– het patiëntenperspectief.

Voor deze kwaliteitsdomeinen is gekozen omdat specialisten er verantwoordelijkheid voor (kunnen) dragen. De keuze versterkt en rechtvaardigt het professionele karakter van visitatie. Algemene ziekenhuiszaken zijn zoveel mogelijk verwijderd uit het nieuwe model; die kunnen beter in organisatorische toetsingen, bijvoorbeeld door het Nederlands Instituut voor de Accreditatie van Ziekenhuizen (NIAZ), worden meegenomen. In tabel 1.2 zijn de kwaliteitsdomeinen onderverdeeld in diverse kwaliteitsaspecten, die kunnen worden geëvalueerd met behulp van de in de derde kolom genoemde instrumenten. De vierde kolom geeft een korte beschrijving van elk instrument. Het merendeel van deze meetinstrumenten is in het kader van de visitatievernieuwing ontwikkeld en getest. De verwachting is dat de kwaliteitsdomeinen voorlopig als richtinggevend kader dienst kunnen doen. Daarbinnen kunnen indien nodig nieuwe kwaliteitsaspecten worden benoemd en kunnen er nieuwe meetinstrumenten ontwikkeld worden en aangeboden aan maatschappen. Variatie per specialisme is op aspecten mogelijk.

Tabel 1.2 Professionele kwaliteitsdomeinen, -aspecten en evaluatie-instrumenten

Kwaliteitsdomein	Kwaliteitsaspecten	Evaluatie-instrumenten	Korte beschrijving / toelichting op instrumenten
1 Evaluatie van zorg	1.1 Evaluatie zorguitkomsten	1.1a Bespreking complicatieregistratie	Vragenlijst aan de hand waarvan de maatschap inzicht kan krijgen in de opgetreden complicaties, in de wijze van complicaties registreren en in het beleid ten aanzien van (specifieke) complicaties.
		1.1b Medical audit; evaluatie van de toepassing van (evidence based) richtlijnen	Medical audit biedt op gestructureerde en systematische wijze feedback over de feitelijk verleende zorg. Een verbeterinstrument waarmee op basis van expliciete criteria, ontleend aan (evidence based) richtlijnen, het zorgproces wordt geanalyseerd, beoordeeld en verbeterd.
	1.2 Evaluatie zorgprocessen	1.2a Medical audit; evaluatie van de toepassing van (evidence based) richtlijnen	Zie 1.1b.
		1.2b Dossieronderzoek (inhoudelijk)	Evaluatie van de patiëntendossiers door de visitatiecommissie.
	1.3 Evaluatie management van zorgprocessen	1.3a KISZ-lijst	Kwaliteitsinventarisatie en -signalering zorgprocessen (KISZ). Deze lijst brengt voor een maatschap in kaart of, en hoe effectief, ze haar overleg, afstemming en coördinatie van zorg in de praktijk heeft geregeld.
		1.3b Dossieronderzoek (procedureel)	Instrument ter ondersteuning van de zelfevaluatie (door maatschap) van de volledigheid van de dossiervoering.
		1.3c Huisartsenenquête	Schriftelijke enquête voor huisartsen over de kwaliteit van de maatschap en de praktijk(voering) ter voorbereiding op de visitatie.
2 Patiëntenperspectief	2.1 Evaluatie patiëntenmening	2.1a Patiëntenenquête	Inventariseert de mening van patiënten over hun specialist(en) en de praktijk.
	2.2 Evaluatie patiëntenklachten	2.2a Bespreking van (het management van) patiëntenklachten	Onderwerp van gesprek met de raad van bestuur.
3 Maatschapsfunctioneren	3.1 Evaluatie maatschapsfunctioneren	3.1a 'Quick scan' voor het maatschapsfunctioneren	Instrument dat maatschappen in staat stelt zelf het maatschapsfunctioneren te diagnosticeren. De quick scan genereert een prioriteitenlijst van aspecten waaraan effectiever, doelmatiger of met meer plezier kan worden gewerkt door de maatschap.
4 Professionele ontwikkeling	4.1 Evaluatie vakinhoudelijke kennis en vaardigheden	4.1a Visitatievragenlijst en interview met de maatschap	In de algemene visitatievragenlijst worden de bij- en nascholingsactiviteiten van alle maatschapsleden geïnventariseerd. Die komen ter sprake in het gesprek met de maatschap.
	4.2 Individueel functioneren	4.2a 'Multisource feedback' (nog niet ontwikkeld)	De 'omgeving' van de specialist (o.a. collega's, medewerkers, patiënten) evalueert de diverse competenties van zijn professioneel functioneren.
		4.2b 'Appraisal and assessment' (nog niet ontwikkeld)	Gestructureerd gesprek met een collega over diens functioneren gericht op continue verbetering en persoonlijke ontwikkeling.
	4.3 Wetenschap en innovatie	4.3a Visitatievragenlijst en interview met maatschap	In de algemene visitatievragenlijst worden de wetenschappelijke activiteiten van alle maatschapsleden geïnventariseerd. Die komen ter sprake in het gesprek met de maatschap.
	4.4 Opleiding en onderwijs	4.4a Vragenlijst en interview met maatschap en anderen	In de algemene visitatievragenlijst worden de scholingsactiviteiten van alle maatschapsleden geïnventariseerd. Die komen ter sprake in het gesprek met de maatschap.

Visitatie blijft het kwaliteitsbevorderende karakter behouden. De wetenschappelijke verenigingen willen niet de rol van 'visitatiepolitie' op zich nemen. Ze stellen zich terughoudend op ten aanzien van het doen van uitspraken over de *kwaliteit van zorg*. Over de *zorg voor kwaliteit* van maatschappen spreken zij wel een oordeel uit. Op een vijfpuntsschaal[2] wordt uitgedrukt hoe een maatschap (zelf) bezig is de kwaliteit van elk van de kwaliteitsdomeinen te bewaken, te verbeteren en te verankeren. In het nieuwe model ligt de nadruk dan ook op (zelf)evaluatie. Aan maatschappen wordt gevraagd de (meeste) toetsingsinstrumenten volgens het volgende stramien toe te passen:

- meting van een kwaliteitsaspect door de maatschap zelf (bijv. het uitvoeren van een dossieronderzoek of een patiëntenenquête);
- bespreking van de resultaten van de meting in de maatschap;
- het trekken van conclusies en formuleren van vervolg- en/of verbeteracties;
- deze opsturen naar de visitatiecommissie en ze met de commissie bespreken tijdens de visitatie;
- zo nodig de vervolgacties aanpassen;
- de vervolgacties uitvoeren.

Een gedetailleerde toelichting per instrument is na te lezen in het boek *Kwaliteitsvisitatie Nieuwe Stijl: handboek voor wetenschappelijke verenigingen* (Fossen et al., 2005).

Er is gekozen voor het behoud van een maatschapsgerichte visitatie; het nieuwe visitatiemodel is noch bedoeld noch toegerust om het functioneren van individuele specialisten te beoordelen. Dit laat onverlet dat beroepsverenigingen het toezien op het functioneren van individuen essentieel vinden. De Raad voor Wetenschap Opleiding en Kwaliteit (WOK) van de Orde van Medische Specialisten heeft in oktober 2004 besloten de mogelijkheden, instrumenten en het beleid ten aanzien van individuele toetsing van medisch specialisten te laten onderzoeken respectievelijk ontwikkelen. In mei 2005 heeft de Orde een commissie geïnstalleerd die is belast met de uitwerking van deze opdracht. Of instrumenten voor individuele toetsing onderdeel

---

2   Bijvoorbeeld de scores voor toepassing van het instrument de patiëntenenquête:
    = de mening van patiënten wordt niet systematisch bevraagd; de patiëntenenquête is niet uitgevoerd;
    = patiëntenenquête is voor alle specialisten uitgevoerd, de resultaten zijn in de maatschap besproken;
    = resultaten zijn besproken, prioriteiten zijn gesteld en vervolg-/verbeteracties zijn gepland;
    = de geplande acties zijn uitgevoerd en (worden) geëvalueerd;
    = de patiëntenenquête wordt jaarlijks gedaan en de resultaten zijn gekoppeld aan het maatschapjaarplan en -jaarverslag.

zouden moeten zijn van de kwaliteitsvisitatie, is nog lang niet zeker. Het is wellicht gepaster om individuele toetsing als aparte tak van het kwaliteitsbeleid van verenigingen te positioneren.

1.5 Slot

Inmiddels staat de kwaliteitsvisitatie al twintig jaar op de kwaliteitsagenda van medisch specialisten. Heden ten dage is zij niet meer weg te denken uit het professionele kwaliteitsrepertoire. Specialisten zijn gewend aan de periodieke en, nog immer, intercollegiale toetsing. Met de recente vernieuwing van het visitatiemodel geven wetenschappelijke verenigingen primair gehoor aan de behoefte van medisch specialisten de inhoud van zorg en het dagelijks professioneel functioneren in de toetsing centraal te stellen. De toegevoegde waarde van de visitatie voor maatschappen neemt hierdoor toe.

Hoewel de inhoud van de visitatie drastisch is veranderd, blijven de contouren vrijwel onaangetast. De visitatie blijft maatschapsgericht, het doel blijft kwaliteitsbevordering, het karakter blijft 'peer review' en de resultaten blijven vertrouwelijk. De actuele discussies in de samenleving over transparantie en rekenschap gaan in essentie over deze contouren (Pronk, 2005). De druk wordt opgevoerd om ook het individueel handelen te evalueren, om de 'goede' van de 'slechte' dokters te onderscheiden, om het intercollegiale karakter van visitatie te doorbreken en bevindingen openbaar te maken. Het is duidelijk dat de veranderende inzichten en verhoudingen in de samenleving dienen te worden weerspiegeld in de bijstelling van professionele waarden en kwaliteitsmechanismen, zoals blijkt uit een artikel in The Lancet (Medical professionalism..., 2002). Het is ook helder dat de medische professie zich hierdoor aangesproken voelt en hieraan meewerkt. De ontwikkelingen gaan onmiskenbaar voort. In dit boek worden de worstelingen met de actuele thema's benoemd en worden de juridische mogelijkheden en grenzen verkend. Het zijn stappen in een proces en de professionele en maatschappelijke waardering van dit proces zal uiteindelijk de houdbaarheidsdatum van het gemoderniseerde visitatiemodel gaan bepalen.

Literatuur

Boer ML de, Pelleboer RAA, Drewes JG. Vijf jaar visitatie kinderartsen. Medisch Contact 2000;55:1605-7.
Fossen JA, Hagemeijer JW, Logtestijn SI van, Lombarts MJMH. Kwaliteitsvisitatie Nieuwe Stijl. Handboek voor wetenschappelijke verenigingen. Alphen aan den Rijn: Van Zuiden Communications, 2005 (in druk).
Freidson E. Professionalism reborn. Theory, prophecy and policy. Oxford (UK): Blackwell publishers, 1994.

Irvine D. The performance of doctors. I: Professionalism and self regulation in a changing world. BMJ 1997;314:1540-3.

Koomen AR, Duyn CD van, Lopes Cardozo M, Bruins Slot H, Wever J, Driel BA van. Zorg voor de kwaliteit van de beroepsuitoefening in de heelkunde. Visitatie van niet-opleidingsziekenhuizen. Medisch Contact 1993;48:1537-40.

Lips JP, Wildschut HIJ, Calvert JP. Lessons from Holland: hospital visiting as an instrument to assess the quality of obstetric and gyneacological care. Eur J Obstet Gyn Reproductive Biology 2001;97:158-62.

Lombarts K. Visitatie of medical specialists: studies on its nature, scope and impact. Academisch proefschrift. Universiteit van Amsterdam, 2003.

Lombarts MJMH, Bik MCM, Klundert JLM van de. Meten bij de maten. Kwaliteitsvisitatie gemoderniseerd. Medisch Contact 2004;59(35):1350-4.

Lombarts MJMH, Klazinga NS. Inside self regulation: peer review (visitatie) by Dutch medical specialists. Clin Governance: an International Journal 2003a; 8(4):318-30.

Lombarts MJMH, Klazinga NS. Supporting Dutch medical specialists with the implementation of visitatie recommendations: a descriptive evaluation of a two-year project. Int J Qual Health Care 2003b;15(2):119-29.

Lombarts MJMH, Wijmen FCB van. External peer review by medical specialists visitatie in a legal perspective. Eur J Health Law 2003;10:43-51.

LSV. De specialist van morgen. Een toekomstvisie in antwoord op de problematiek van vandaag. Utrecht, 1988.

LSV. Rapport Visitatie Fase II. Utrecht, 1992.

Medical professionalism in the new millennium: a physicians' charter. The Lancet 2002;359:520-2.

Meijerink Y, Gras M, Eland A, Kallewaard M, Haeck J, Nerg M, Kingma H. Werken aan verbetering; ziekenhuizen gaan prestaties openbaar maken. Medisch Contact 2003;58:1531-4.

Ministerie van WVC. The quality of care in the Netherlands. Policy document. Rijswijk, 1991.

Pronk E. De klant eist meer transparantie. Medisch Contact 2005;60;20;840-42.

Reijnders FJ, Heringa M, Logtesteijn S. Kwaliteitsbeleid NVOG: vernieuwing van het visitatiemodel. NTOG 2004;117:4-5.

Scholten G. De omsingeling van medische specialisten; een organisatie-sociologisch onderzoek naar de relatie tussen de overheid en de medische specialisten, 1979-1989. Academisch proefschrift. Ridderkerk: Ridderprint, 1994.

Wynia MK, Latham SR, Kao AC, Berg JW, Emanuel LL. Medical professionalism in Society. N Engl J Med 1999;341:1612-6.

Het Nederlands gemiddelde
Voor de visitatie van maatschappen worden normen gehanteerd. Die kwaliteitsnormen worden per wetenschappelijke vereniging ontwikkeld op basis van ervaringen, opgedaan tijdens de visitaties en op basis van geaggregeerde kwantitatieve gegevens. De kritiek luidt dat 'het gemiddelde' te vaak ten onrechte tot norm verheven wordt.
Dermatoloog dr. J. van Averongen is van mening dat de normen die gehanteerd worden door zijn wetenschappelijke vereniging, de Nederlandse Vereniging voor Dermatologie en Venereologie (NVDV), niet op hem van toepassing zijn omdat ze geen rekening houden met zijn 'bijzondere praktijksituatie'. Hij beschouwt de Orde van Medisch Specialisten als de beroepsvereniging die zijn belangen behartigt. De normen van de NVDV zijn naar zijn idee louter gebaseerd op de gemiddelde dermatologische ziekenhuispraktijk en sluiten niet aan bij zijn kleine (0,5 fte), solistische thuispraktijk. Bovendien vindt hij dat de normen te vaak multi-interpretabel zijn en derhalve niet eenduidig te toetsen tijdens een visitatie. Hij is ervan overtuigd dat hij goede kwaliteit van zorg levert, maar weigert vergeleken te worden met 'het Nederlands gemiddelde'. Hij wil een uitspraak over wat nu kwalitatief goede dermatologische zorg is.

Hoofdstuk 2

DE NORMSTELLING VOOR EN DE VOORBEREIDING VAN EEN VISITATIE

J. Legemaate, J.M.W.M. Merkus en J.A. Fossen

KERNBOODSCHAPPEN

- Als visitatie algemene kwaliteitsverbetering tot doel heeft, hebben de kwaliteitsnormen het karakter van streefnormen. Als bewaking van het minimumniveau het doel is, zijn de kwaliteitsnormen minimumnormen.
- Het karakter van de te hanteren toetsingsnormen (minimum- of streefnormen) moet duidelijk worden omschreven. In termen van conclusies en aanbevelingen dient tussen deze twee soorten normen onderscheid te worden gemaakt.
- Toetsingsnormen kunnen worden onderscheiden naar algemene normen (die gelden voor alle artsen) en disciplinespecifieke normen. Disciplinespecifieke normen worden door de wetenschappelijke vereniging ontwikkeld.
- Toetsingsnormen dienen duidelijk omschreven, relevant en voldoende toegespitst te zijn. Toetsingsnormen moeten aansluiten op en differentiëren naar de verscheidenheid aan werkvormen en werkgebieden.
- Impliciete en/of nieuwe normen kunnen worden meegenomen in de beschouwingen van een gevisiteerde maatschap, mits de visitatiecommissie daar zowel tijdens de visitatie als in het rapport duidelijk over is.
- De procedure, de toetsingsnormen en de aan visitatie verbonden consequenties moeten voor alle betrokkenen duidelijk zijn.

2.1 Inleiding en probleemstelling

De casus bij dit hoofdstuk illustreert een aantal van de vragen en discussiepunten met betrekking tot de normstelling en de voorbereiding van een visitatie: Wie stelt de normen vast? Aan de hand van welke normen vindt de visitatie plaats? In hoeverre behoren deze normen rekening te houden met allerhande specifieke situaties? Wat is de verhouding tussen de visitatienormen en andere kaders, zoals de wetgeving? Welke eisen mogen er aan de te hanteren normen worden gesteld? Deze en andere vragen komen in dit hoofdstuk aan de orde, in het bijzonder vanuit een juridisch perspectief.

De probleemstelling die voor de beschouwingen in dit hoofdstuk centraal staat is de volgende.

Welke eisen kunnen en moeten aan visitatienormen worden gesteld, zowel aan de inhoudelijke normen die betrekking hebben op de kwaliteit(sbewaking) van maatschappen als aan de normen die het visitatieproces betreffen?

2.2 Doel van de visitatie

De in het kader van een visitatie te hanteren normen moeten worden afgeleid van het doel van een visitatie. Dat doel houdt verband met de kwaliteit van zorg en heeft een tweeledig karakter:
- streven naar een algehele verbetering van de kwaliteit van de zorg;
- garanderen dat de kwaliteit van zorg die de door te visiteren maatschappen[3] wordt verleend, voldoet aan de gestelde minimumeisen.

De visitatie heeft sinds het ontstaan in de jaren tachtig van de vorige eeuw een ontwikkeling doorgemaakt. Aanvankelijk lag het accent op de educatieve rol van de visitatiecommissie, maar daarna is het karakter van de visitatie meer normatief geworden. De visitatie is daardoor minder vrijblijvend geworden. Sinds kort ligt in de regelgeving van het Centraal College vast dat de herregistratie van medisch specialisten gekoppeld is aan het deelnemen aan visitatie, met andere woorden: geen visitatie, geen herregistratie. Hoewel wordt getracht een 'visitatiepolitie' te vermijden, kunnen en mogen bepaalde visitatie-uitkomsten niet zonder gevolgen blijven. Dat zou het doel, namelijk kwaliteitsverbetering, in de weg staan. De educatieve betekenis van de visitatie dient zoveel mogelijk overeind te blijven, maar heden ten dage is het onvermijdelijk dat de visitatie tevens een meer normatieve en toetsende gerichtheid heeft gekregen.

Deze beknopt geschetste ontwikkeling heeft als zodanig al juridische gevolgen. Naarmate de doelen van de visitatie strakker worden geformuleerd en naarmate de consequenties van het vaststellen van tekortkomingen ingrijpender zijn, moeten hogere eisen worden gesteld aan de inhoud en duidelijkheid van de te hanteren normen en aan de zorgvuldigheid van de visitatieprocedure en de voorbereiding daarvan. Voor alle betrokkenen moet glashelder zijn waaraan getoetst wordt en met welke gevolgen.

2.3 Toetsingsnormen in het kader van visitatie

2.3.1 ALGEMEEN

Het opstellen van visitatienormen is een taak van de medische beroepsgroep en in het bijzonder van de betrokken wetenschappelijke vereniging. De wetgeving geeft slechts algemene grenzen en laat zich niet uit over de inhoud

---

[3] Medisch specialisten werken veelal in georganiseerd verband. Hiervoor worden verschillende benamingen gebezigd, zoals maatschap, vakgroep, praktijk, discipline en afdeling. Teneinde de leesbaarheid te verbeteren is in dit boek gekozen voor de meest gebruikte naam: maatschap. We schrijven dus over maatschappen, waarbij alle andere organisatievormen inbegrepen zijn.

van de door medisch specialisten te verlenen zorg. De Wet op de geneeskundige behandelingsovereenkomst bepaalt dat 'de zorg van een goed hulpverlener' wordt verlangd, met inachtneming van zijn professionele standaard (art. 7:453 BW). Zowel de Wet op de beroepen in de individuele gezondheidszorg (BIG) als de Kwaliteitswet zorginstellingen spreken van de verplichting om 'verantwoorde zorg' te leveren. Dat laatste begrip wordt in artikel 2 van de Kwaliteitswet aldus nader omschreven: 'zorg van goed niveau, die in ieder geval doeltreffend, doelmatig en patiëntgericht wordt verleend en die afgestemd is op de reële behoefte van de patiënt.' Vanzelfsprekend laat de wetgever de invulling en de operationalisering van deze algemene begrippen over aan de beroepsgroep zelf. De invulling geschiedt aan de hand van vele bronnen: gedragsregels en beroepscodes, richtlijnen, protocollen, standaarden, standpunten, resultaten van wetenschappelijk onderzoek, tuchtrechtspraak, specifieke wettelijke regels enzovoort. De richtlijnen, standaarden en standpunten van wetenschappelijke verenigingen hebben in dit geheel een belangrijke rol. Ze zullen vaak direct of indirect maatgevend zijn bij het ontwikkelen van toetsingsnormen ten behoeve van een visitatie.

2.3.2 INHOUD EN BREEDTE VAN HET KWALITEITSPROFIEL

Een belangrijke vraag is welke terreinen de toetsingnormen in het kader van visitatie dienen te bestrijken. Daartoe is onlangs in het kader van het nieuwe visitatiemodel een kwaliteitsprofiel ontwikkeld dat vier zogenaamde 'kwaliteitsdomeinen' omvat (Lombarts et al., 2004) (zie tabel 2.1). Voor een uitvoerige beschrijving van dit nieuwe visitatiemodel zie hoofdstuk 1.

De kwaliteitsdomeinen zijn: de evaluatie van zorg, het patiëntenperspectief, het maatschapsfunctioneren en de professionele ontwikkeling. Dit kader bevat zelf geen normen, maar maakt wetenschappelijke verenigingen duidelijk op welke gebieden toetsingsnormen ontwikkeld moeten worden. Hoe dat gebeurt, en met welke mate van detaillering, kan van vereniging tot vereniging verschillen. Dat hangt bijvoorbeeld af van de vraag hoe ver een vereniging is gevorderd met de richtlijnontwikkeling. Dat zal op zijn beurt afhangen van de aard van de in een vereniging gangbare vormen van zorgverlening. Het maakt nogal wat uit of de te visiteren maatschap functioneert in een hoogtechnologische omgeving, in een kleine intramurale setting of extramuraal. Het ligt voor de hand dat de te hanteren toetsingsnormen in voldoende mate differentiëren tussen dergelijke verschillende contexten en situaties. Zie ook de casus waarmee dit hoofdstuk opent en die hierna nog nader besproken wordt.

Het kwaliteitsprofiel met vier domeinen heeft een breed karakter. Dit illustreert een andere ontwikkeling die visitatie de afgelopen jaren heeft doorgemaakt: van structuur- en procesevaluatie naar uitkomstevaluatie. Bovendien is visitatie steeds minder een op zichzelf staande activiteit van medisch

Tabel 2.1   Professionele kwaliteitsdomeinen, -aspecten en evaluatie-instrumenten

Kwaliteitsdomein	Kwaliteitsaspecten	Evaluatie-instrumenten
1 Evaluatie van zorg	1.1 Evaluatie zorguitkomsten	1.1a Bespreking complicatieregistratie 1.1b Medical audit; evaluatie van de toepassing van (evidence based) richtlijnen
	1.2 Evaluatie zorgprocessen	1.2a Medical audit; evaluatie van de toepassing van (evidence based) richtlijnen 1.2b Dossieronderzoek (inhoudelijk)
	1.3 Evaluatie management van zorgprocessen	1.3a KISZ-lijst (Kwaliteitsinventarisatie en -signalering zorgprocessen) 1.3b Dossieronderzoek (procedureel) 1.3c Huisartsenenquête
2 Patiëntenperspectief	2.1 Evaluatie patiëntenmening	2.1a Patiëntenenquête
	2.2 Evaluatie patiëntenklachten	2.2a Bespreking van (het management van) patiëntenklachten
3 Maatschapsfunctioneren	3.1 Evaluatie maatschapsfunctioneren	3.1a 'Quick scan' voor het maatschapsfunctioneren
4 Professionele ontwikkeling	4.1 Evaluatie vakinhoudelijke kennis en vaardigheden	4.1a Visitatievragenlijst en interview met de maatschap
	4.2 Individueel functioneren	4.2a 'Multisource feedback'* 4.2b 'Appraisal and assessment'*
	4.3 Wetenschap en innovatie	4.3a Visitatievragenlijst en interview met maatschap
	4.4 Opleiding en onderwijs	4.4a Vragenlijst en interview met maatschap en anderen

* Deze instrumenten zijn nog niet ontwikkeld.

specialisten, maar wordt er meer rekening gehouden met omgevingsfactoren (zoals het functioneren in een instelling) en met de opvattingen van patiënten. Al die facetten zullen moeten terugkeren in de op te stellen toetsingsnormen en in de toe te passen instrumenten.

Visitatie is van oudsher gericht op de maatschap en niet of minder op het functioneren van individuele leden. De visitatie zou wel aanleiding kunnen zijn voor een (separaat) traject om individueel functioneren te beoordelen.

Dat is logisch, aangezien gezamenlijke en individuele verantwoordelijkheden niet scherp te scheiden zijn. De groep heeft een verantwoordelijkheid voor het functioneren van individuele leden. In het kader van een visitatie kan worden nagegaan hoe de maatschap aan deze verantwoordelijkheid invulling geeft. Aan de andere kant kan individueel disfunctioneren het werkproces en de kwaliteit van een maatschap zodanig verstoren dat een visitatiecommissie daar niet omheen kan. Dan is het wel van belang om een onderscheid te maken op het vlak van de te treffen maatregelen. Het ligt voor de hand dat een visitatiecommissie zo nodig aanbevelingen doet met betrekking tot de wijze waarop de maatschap omgaat met situaties van individueel disfunctioneren. Het is tot op heden niet gebruikelijk dat deze aanbevelingen betrekking hebben op het desbetreffende lid van die groep. Een plan daartoe is thans in ontwikkeling. Op dit moment wordt dit gezien als de taak van het stafbestuur en de raad van bestuur van het ziekenhuis (tegen de achtergrond van de arbeids- of toelatingsovereenkomst). Het stafbestuur en de raad van bestuur moeten dan wel inzage hebben in het visitatierapport.

De vraag is overigens hoe lang het onderscheid tussen groeps- en individuele verantwoordelijkheid nog stand zal houden. Het komt steeds vaker voor dat patiënten zorg ontvangen van verscheidene leden van de maatschap waar de specialist, tot wie de patiënt zich primair wendde, deel van uitmaakt. Op deze ontwikkeling heeft het Centraal Tuchtcollege voor de Gezondheidszorg op 27 januari 2004 gereageerd door uit te spreken dat in zo'n geval elk van de maatschapsleden tuchtrechtelijk aanspreekbaar is op het handelen of nalaten van zijn collega's. Deze opstelling van de tuchtrechter maakt het onderscheid tussen individuele en groepsverantwoordelijkheid minder scherp. De groep moet ervoor zorgen dat ieder individueel lid goed functioneert.

2.3.3 AARD VAN DE KWALITEITSNORMEN WAARAAN GETOETST WORDT

Zoals eerder gezegd, kunnen uit het tweeledige doel van visitatie (algemene kwaliteitsverbetering en bewaking van het minimumniveau) twee soorten kwaliteitsnormen worden afgeleid, die elk een eigen karakter hebben: minimumnormen en streefnormen. De minimumnormen geven de kwaliteitsbodem van (de voorwaarden voor) goede zorg aan. Voldoet een maatschap niet aan één of meer van deze normen, dan zal de visitatiecommissie daar een advies aan verbinden. Streefnormen hebben een ander karakter; die zijn erop gericht zorg die op zichzelf al van voldoende kwaliteit is, te verbeteren. Streefnormen hebben meer het karakter van een 'uitdaging' dan van een ethische of juridische 'plicht'. Aanbevelingen met betrekking tot streefnormen zullen dan ook anders van toon en inhoud zijn dan aanbevelingen met betrekking tot minimumnormen. Overigens geldt in het algemeen, dus ook met betrekking tot minimumnormen, dat normen een verschillende betekenis en een verschillend gewicht kunnen hebben. Zo zijn er normen die betrekking hebben op de algemene praktijkvoering en normen die slaan op specifieke onderdelen daarvan. De ene tekortkoming kan van grotere betekenis zijn voor de kwaliteit van zorg dan de andere. Het ligt voor de hand dat een visitatiecommissie, bij het trekken van conclusies en het formuleren van aanbevelingen, daar rekening mee houdt.

Is het mogelijk onderscheid te maken tussen minimum- en streefnormen? Die vraag kan bevestigend beantwoord worden, maar belangrijk is wel dat het onderscheid expliciet gemaakt wordt. Definieert men toetsingsnormen zonder het karakter daarvan te expliciteren, dan bestaat het risico dat, bijvoorbeeld in een juridische procedure, streefnormen worden opgevat als minimumnormen. Dat risico kan worden vermeden door zorgvuldige formuleringen te gebruiken en door helder te maken over wat voor soort norm het gaat. Een illustratie daarvan vormt een uitspraak die de rechtbank Groningen deed op 15 september 2004 (LJN-nr. AR2147.). Het ging hierbij om een procedure waarin een verpleeghuis werd aangeklaagd wegens het bieden van onverantwoorde zorg. De rechter constateerde dat er verschillende standpunten over normen in het geding waren: normen van de Inspectie, normen van het veld (de verpleeghuissector) en normen van het betrokken verpleeghuis zelf. Die laatste normen typeerde de rechter als streefnormen, die niet juridisch konden worden afgedwongen. Dat gold volgens de rechter wel voor de normen die de Inspectie had gepubliceerd. Die waren gebaseerd op de heersende opvattingen in het veld en werden door de rechter gezien als minimumnormen. Aan die normen behoorde het verpleeghuis wel te voldoen. En dat is ook in algemene zin de houding van de rechter ten aanzien van minimumnormen die voortvloeien uit door het veld zelf gepubliceerde richtlijnen, standaarden, standpunten en dergelijke: die normen moeten worden nageleefd, tenzij de hulpverlener of instelling kan beargumenteren waarom dat niet is gebeurd.

Behalve minimumnormen en streefnormen, kunnen algemene en specifieke toetsingsnormen worden onderscheiden. Algemene normen gelden voor alle specialisten in vergelijkbare situaties en zijn niet typerend voor één specialisme. Te denken valt aan de verplichting om deugdelijke dossiers bij te houden, aan de verplichting om patiënten naar behoren te informeren en aan zaken zoals organisatie, samenwerking en dergelijke. Dergelijke normen kunnen worden ontleend aan de gedragsregels van de KNMG, aan relevante wettelijke regelingen en aan de rechtspraak. Het verdient aanbeveling dat deze algemene normen door de beroepsvereniging (Orde van Medisch Specialisten/KNMG) worden ontwikkeld.

Specifieke normen zijn wel typerend voor een bepaald specialisme (chirurgie, psychiatrie, dermatologie enz.). Bij deze normen zijn wetgeving en rechtspraak veel minder van belang en staan de standpunten en richtlijnen van de wetenschappelijke vereniging centraal. De specifieke normen dienen door de desbetreffende wetenschappelijke vereniging te worden ontwikkeld en vastgesteld. Afstemming met andere verenigingen is evenwel gewenst omdat sommige normen op meer dan één discipline betrekking kunnen hebben, zo is bijvoorbeeld de beschikbaarheid van epidurale anesthesie bij verloskundige zorg een zaak van anesthesiologen én gynaecologen.

2.3.4 ALGEMENE EISEN DIE AAN TOETSINGSNORMEN GESTELD KUNNEN WORDEN

Toetsingsnormen die in het kader van een visitatie worden gehanteerd, zullen niet in alle gevallen een heel precieze inhoud hebben. Sommige onderwerpen kunnen slechts in globale termen worden geformuleerd. Niettemin is het in algemene zin van belang de te hanteren toetsingsnormen zo helder en duidelijk mogelijk op te schrijven. Als dat niet kan door middel van een precieze formulering, dan in elk geval door de globale regel toe te lichten en te beschrijven waaraan wordt gedacht. Heldere en duidelijke omschrijvingen zijn om verschillende redenen van belang:
– om de maatschap duidelijk te maken wat wordt getoetst en waaraan;
– om ongelijkheid en willekeur tegen te gaan;
– om werkelijk te kunnen 'meten';
– om de vergelijkbaarheid van gegevens mogelijk te maken;
– om de argumenten voor conclusies en aanbevelingen van de visitatiecommissie te kunnen onderbouwen.

Deze aspecten nemen in belang toe naarmate de visitatie minder vrijblijvend wordt en aan een visitatie verdergaande maatregelen of zelfs sancties worden verbonden.

2.3.5 NORMONTWIKKELING ALS PROCES

Het voorafgaande kan de indruk wekken dat alle relevante toetsingsnormen vóór de visitatie kunnen worden omschreven en waar nodig verhelderd. Was dat maar waar. Er zijn nu eenmaal normen die pas tijdens het visitatieproces worden geëxpliciteerd, door toevallige associaties en ontwikkelingen of anderszins. Bovendien kunnen tijdens de visitatie aspecten aan het licht komen die niet eerder waren voorzien. Ook kan blijken dat van tevoren vastgestelde normen anders (moeten) worden geïnterpreteerd. Er is geen bezwaar tegen om die aanvankelijk impliciete of nieuwe normen in de beschouwingen te betrekken, mits de visitatiecommissie daar zowel tijdens de visitatie als in het rapport duidelijk over is. Het uitwerken en toespitsen van toetsingsnormen is in dat opzicht een continu en cyclisch proces, dat niet alleen kan bijdragen aan duidelijkheid maar ook aan het vergroten van draagvlak: 'Zo ontstaan geleidelijk normen die op de praktijk toegespitst, haalbaar en voor ieder acceptabel zijn' (Lips & Heineman, 2001).

2.4 Het voorbereiden van een visitatie

Het is van groot belang dat een maatschap van tevoren weet door wie, op welke wijze en aan de hand van welke toetsingsnormen zij gevisiteerd zal worden. Dit zijn elementaire regels van zorgvuldigheid, die ook een juridische kant hebben. Ontoereikende informatie voorafgaand aan de visitatie kan tot problemen leiden, bijvoorbeeld als in een latere fase verschil van mening ontstaat over de inhoud van het visitatierapport. Voor alle betrokkenen zullen de procedure, de toetsingsnormen en de aan de visitatie verbonden consequenties duidelijk moeten zijn. Ook zullen alle betrokkenen vertrouwen moeten hebben in de zorgvuldigheid en de deskundigheid van de visitatiecommissie. Wat dat laatste betreft: de leden van de visitatiecommissie moeten niet alleen hooggekwalificeerd zijn in het desbetreffende specialisme, maar ook de kunst van het visiteren beheersen. Dat vergt specifieke competenties, die niet elke beoefenaar van het specialisme van nature bezit. Overigens is het visiteren ook zeer leerzaam voor de visiterende specialist – leren van het kijken in elkaars keuken – en daarom moet er ook een mogelijkheid zijn dat een onervaren collega deel uitmaakt van de commissie. De voorzitter moet uiteraard wel aan de genoemde kwalificaties voldoen.

Om tal van redenen is er per definitie sprake van tijdige voorinformatie over de opzet, de procedure en de toetsingsnormen. Wetenschappelijke verenigingen stellen een visitatiereglement op waarin beschreven is op welke wijze de visitatie zal verlopen. Belangrijk is ook dat een maatschap in het kader van het visitatietraject eerst een zelfevaluatie uitvoert (zie hoofdstuk 1), uiteraard aan de hand van dezelfde toetsingsnormen als de visitatiecommissie hanteert. Die normen zijn opgenomen in de vragenlijsten die zowel de maatschap als de individuele specialisten ten behoeve van de zelfevaluatie invullen. De informatie daaruit komt aan de orde in een voorbespreking van de ingevulde vragenlijsten door de visitatiecommissie. Op basis van deze voorbespreking worden de aandachtspunten voor de gesprekken op de visitatiedag geïnventariseerd.

Hoe breed oriënteert de commissie zich en naar welke informatie gaat zij daarbij op zoek? Het is gebruikelijk dat de visitatiecommissie informatie van anderen, met name van personen met wie wordt samengewerkt, in het geheel betrekt. De visitatiecommissie kan, hetzij ter voorbereiding hetzij tijdens de visitatie, informatie van derden inwinnen over de maatschap. Dat kan het beeld completer en rijker maken, en de afwegingen en adviezen van de commissie sterker. De opvatting dat een commissie die zich *niet* bij anderen oriënteert meer 'onbevangen' is en daardoor beter kan visiteren, snijdt geen hout. Een maatschap van medisch specialisten is geen geïsoleerd eiland, maar functioneert in relatie met veel andere partijen. Het is aannemelijk dat een goede interactie met disciplines waarmee wordt samengewerkt, bijdraagt aan de kwaliteit van de zorgverlening. Zo kan het aangewezen zijn een huisarts te horen in het kader van de visitatie. Die moet dan wel namens zijn collega's kunnen spreken. Dat geldt ook voor de voorzitter van de medische staf, een lid van de raad van bestuur en vertegenwoordigers van disciplines waarmee intensief contact bestaat. Ter discussie staat momenteel wie op welke wijze moet worden gehoord: in een gesprek, met behulp van een enquête of anderszins.

Het inwinnen van informatie bij andere partijen roept de vraag op of en in hoeverre deze partijen behoren te worden geïnformeerd over de uitkomsten van de visitatie. Het ligt voor de hand om partijen van wie informatie betrokken is, globaal te informeren over de uitkomsten van de visitatie (voor wat hoort wat). In ieder geval is het verstandig de hoofdpunten van het gesprek aan de gesprekspartner voor te leggen en op die manier de mogelijkheid te bieden te reageren en onjuistheden te corrigeren. Dit kan voorkomen dat later discussie ontstaat over de wijze waarop de commissie de informatie van anderen in het visitatierapport heeft verwerkt. De gevisiteerde maatschap kan ten slotte zelf besluiten het visitatierapport aan deze partijen te verschaffen.

In de praktijk komt het steeds vaker voor dat het visitatierapport aan raad van bestuur of de medische staf wordt overhandigd, en met deze instanties wordt besproken. Andere betrokkenen (zoals de huisartsen, de zorgverzekeraar e.a.) krijgen niet het visitatierapport, maar desgevraagd wel globale informatie over het verloop en de uitkomsten van de visitatie.

2.5 De 'brandweervisitatie'

In het voorafgaande is de gewone visitatie beschreven, maar er kunnen bijzondere omstandigheden zijn die aanleiding geven tot tussentijdse en/of ad-hocactiviteiten. Dit wordt wel aangeduid met het begrip 'brandweervisitatie'. Anders dan de gewone visitatie is de brandweervisitatie probleemgericht. De aanleiding is immers een gebleken probleem. De visitatiecommissie wordt hiertoe speciaal samengesteld door de wetenschappelijke vereniging.

Het hiervoor gestelde over de toetsingsnormen en de voorbereiding van een visitatie is ook in dit geval relevant, maar een brandweervisitatie heeft specifieke kenmerken, zoals:
– een meer dwingende procedure;
– scherpere en meer gedetailleerde toetsingsnormen;
– een veel meer normatieve dan educatieve opzet en aanpak;
– het vooruitzicht van ingrijpende maatregelen in geval eerder gesignaleerde tekortkomingen of problemen niet worden of zijn verholpen.

Dit houdt voorts in: strengere eisen waar het gaat om de duidelijkheid van de te hanteren normen en de helderheid van de procedure.

2.6 Toepassing op de casus

In dit hoofdstuk is benadrukt dat de toetsingsnormen waarop een visitatie is gebaseerd, helder en duidelijk omschreven dienen te zijn. Dit geldt temeer naarmate de visitatie in belang toeneemt, minder vrijblijvend wordt en er aan een visitatie verdergaande maatregelen of zelfs sancties worden verbonden. De vereiste van duidelijkheid impliceert onder meer dat de toetsingsnormen relevant en voldoende toegespitst zijn. Dat is ook het punt dat de dermatoloog in de casus benadrukt. Kent een bepaald specialisme een verscheidenheid aan werkvormen (organisatorisch of logistiek) en werkgebieden (inhoudelijk), dan zullen de te hanteren toetsingsnormen daarop moeten aansluiten en voldoende moeten zijn gedifferentieerd. Dat is ook de wijze waarop het best kan worden gereageerd op de casus, en wel door rekening te houden met de aard en de samenstelling van de patiëntenpopulatie waarmee deze dermatoloog te maken heeft. Rekening houdend met de zwaarte van de populatie kan een verwacht aantal interventies worden berekend en het verwachte aantal kan worden vergeleken met het werkelijke aantal. Deze methode is beproefd in de verloskunde (Elferink-Stinkens, 2000) en voorkomt dat bijzondere praktijksituaties worden vergeleken met algemene Nederlandse gemiddelden. Daartegen voert de dermatoloog terecht bezwaar aan.

Aanbevelingen

- Wetenschappelijke verenigingen dienen het doel van visitatie en de mogelijke gevolgen ervan helder te omschrijven.
- Wetenschappelijke verenigingen dienen disciplinespecifieke normen te ontwikkelen. De algemene toetsingsnormen moeten door de wetenschappelijke verenigingen op elkaar worden afgestemd.
- Normen (streefnormen en minimumnormen) kunnen een verschillende betekenis en verschillende zwaarte hebben. Visitatiecommissies houden hier rekening mee bij het trekken van conclusies en formuleren van aanbevelingen in het visitatierapport.

Literatuur

Elferink-Stinkens P. Quality management in obstetrics. Academisch proefschrift. Radboud Universiteit Nijmegen, 2000.
Lips JP, Heineman MJ. Visitatie. In: Lens P, Kahn Ph, redactie. Over de schreef. Utrecht: Van der Wees Uitgeverij, 2001:311-28.
Lombarts MJMH, Bik MCM, Klundert JLM van de. Meten bij de maten – Kwaliteitsvisitatie gemoderniseerd. Medisch Contact 2004;59:1350-4.

Rechtspraakoverzicht
Centraal Tuchtcollege voor de Gezondheidszorg 27 januari 2004. Medisch Contact 2004;59: 691-4.
Rechtbank Groningen 15 september 2004. LJN-nr. AR2147.

Kritiek onherkenbaar en onterecht?

De maatschap van internisten van Medisch Centrum De Groene Weiden is in mei 2005 gevisiteerd. Op 23 juni 2005 is het concept-rapport aan de maatschap toegestuurd. Bij brief van 8 augustus 2005 heeft de maatschap unaniem bezwaar aangetekend tegen het concept-rapport: één van de conclusies deugt niet en de daarop gebaseerde aanbeveling is dan ook moeilijk te verteren. Het betreft de medische verslaglegging, die slordig en traag zou worden bijgehouden en die niet aan de daaraan te stellen basiseisen zou voldoen. Aanbevolen wordt dat de maatschap zich bij de verbetering hiervan zal laten coachen. De visitatiecommissie acht de bezwaren, die niet verder zijn onderbouwd, onvoldoende steekhoudend en brengt op 20 september 2005 definitief rapport uit, met daarin de gewraakte conclusie en de bijbehorende aanbeveling.

De maatschap maakt bij haar beroepsvereniging de Nederlandsche Internisten Vereeniging (NIV) bezwaar tegen het definitieve visitatierapport. Het bezwaar betreft vanzelfsprekend de conclusie omtrent de medische verslaglegging en de bijbehorende aanbeveling. Naar de mening van de gevisiteerde internisten heeft de visitatiecommissie de kritiek op dit punt, zoals verwoord door de raad van bestuur, klakkeloos overgenomen. De maatschap vindt deze kritiek geheel onterecht en volstrekt onherkenbaar. Het gesprek van de visitatiecommissie met de raad van bestuur werd bovendien gevoerd met de 'financiële man' en niet met de bestuurder patiëntenzorg, de collega met wie de maatschap gewoonlijk contact heeft over beroepsinhoudelijke aangelegenheden. Deze collega kon de visitatie vanwege dringende verplichtingen buitenshuis helaas niet bijwonen.

Er zijn nu drie discussiepunten.

1. *De maatschap wil dat de NIV het visitatierapport op het gewraakte punt wijzigt.*
2. *De raad van bestuur heeft al aangegeven graag over het visitatierapport als geheel te willen beschikken omdat binnenkort de NIAZ-accreditatie plaatsvindt.*
3. *Ten slotte staat ook de opleidingsvisitatie voor het komende jaar op stapel; ook die commissie wil het rapport graag inzien.*

Hoofdstuk 3

DE VISITATIE EN DE RAPPORTAGE

M.C.I.H. Biesaart, C.A.F. Jansveld en C.M. van Weert

KERNBOODSCHAPPEN

- Visitaties verlopen in het algemeen strikt geprotocolleerd en visitatiecommissies baseren hun oordeel over een maatschap op meerdere informatiebronnen.
- Het visitatierapport formuleert conclusies en aanbevelingen voor verbetering, waar mogelijk op basis van de kwaliteitsnormen van de wetenschappelijke vereniging. De kwaliteitsvisitatie nieuwe stijl benadrukt de aandacht voor kwaliteit en vat deze samen in het professioneel kwaliteitsprofiel.
- Wetenschappelijke verenigingen hebben voor gevisiteerde maatschappen regels voor bezwaar en beroep tegen de inhoud van het visitatierapport.
- Visitatierapporten van kwaliteitsvisitaties zijn in principe niet openbaar; rapporten van opleidingsvisitaties wel. Door verschillende partijen wordt druk uitgeoefend om ten minste inzage te verkrijgen in de conclusies en aanbevelingen van een kwaliteitsvisitatie.

3.1 Inleiding en probleemstelling

Het doel van een kwaliteitsvisitatie is komen tot verbetering van de kwaliteit van de patiëntenzorg. Daartoe wordt volgens een vooraf opgesteld protocol ter plaatse een collegiaal bezoek afgelegd. Een kwaliteitsvisitatie duurt gewoonlijk een dag. Aan het einde van de dag bespreekt de visitatiecommissie haar voorlopige bevindingen met de gevisiteerde maatschap.[4] Ze benoemt in dat gesprek de sterke en zwakke kanten van het functioneren van de maatschap en formuleert zonodig aanbevelingen ter verbetering van de praktijk(voering). Enige tijd na de visitatie, per wetenschappelijke vereniging variërend van enkele weken tot enkele maanden, ontvangt de maatschap het visitatierapport. Het rapport is een schriftelijke weergave van de bevindingen en conclusies van de visitatiecommissie en de daaruit voortvloeiende aanbevelingen voor kwaliteitsverbetering.

De meeste verenigingen zullen de in de casus beschreven situatie herkennen: de gevisiteerde maatschap is het niet eens met de conclusies en de

---

4   Medisch specialisten werken veelal in georganiseerd verband. Hiervoor worden verschillende benamingen gebezigd, zoals maatschap, vakgroep, praktijk, discipline en afdeling. Teneinde de leesbaarheid te verbeteren is in dit boek gekozen voor de meest gebruikte naam: de maatschap. We schrijven dus over maatschappen, waarbij alle andere organisatievormen inbegrepen zijn.

daarop gebaseerde adviezen die zijn weergegeven in het visitatierapport. De casus roept de volgende vragen op.
- Is de huidige werkwijze inzake de kwaliteitsvisitatie (het verzamelen, controleren en interpreteren van gegevens) voldoende om tot een gedegen oordeel te komen?
- Welke bezwaar- en beroepsmogelijkheden zijn er voor gevisiteerden wanneer men het niet eens is met het visitatierapport?
- Wie kunnen aanspraak maken op kennisneming van de rapportage? Is er verschil tussen kennisneming van het gehele rapport en van alleen de conclusies?
- Hoe verhoudt de rapportage van de kwaliteitsvisitatie zich tot de rapportage van de opleidingsvisitatie?

Deze vragen zijn leidend in dit hoofdstuk. De probleemstelling die voor de beschouwingen in dit hoofdstuk centraal staat is de volgende.

Hoe komt de visitatiecommissie tot een oordeel over de gevisiteerde maatschap, hoe komt het visitatierapport tot stand en wie kan kennis nemen van de bevindingen?

3.2 Oordeelsvorming in de visitatiecommissie

3.2.1 WELKE BRONNEN VAN INFORMATIE GEBRUIKT DE VISITATIECOMMISSIE?

Voorafgaand aan de visitatie stuurt de te visiteren maatschap de visitatiecommissie de vereiste informatie over de kwaliteit en het functioneren van de maatschap. Volgens de kwaliteitsvisitatie nieuwe stijl heeft deze informatie ten minste betrekking op vier professionele kwaliteitsdomeinen: de evaluatie van zorg, professionele ontwikkeling, het maatschapsfunctioneren en het patiëntenperspectief. Ter voorbereiding op de kwaliteitsvisitatie wordt van maatschappen verwacht dat zij in kaart brengen wat zij doen ter bewaking en verbetering van de kwaliteit van elk van deze domeinen, en met welk resultaat. Hiervoor zijn evaluatie-instrumenten beschikbaar (zie tabel 1.2). De evaluaties hebben het karakter van een zelfevaluatie; maatschappen dienen met behulp van het beschikbare instrumentarium zelf:
- de kwaliteit van de diverse aspecten van patiëntenzorg, de praktijk(voering) en het maatschapsfunctioneren te evalueren (bijv. het uitvoeren van een dossieronderzoek of een patiëntenenquête);
- de resultaten van de meting in de maatschap te bespreken;
- conclusies te trekken ten aanzien van de kwaliteit die wordt geleverd en vervolg- en/of verbeteracties te formuleren.

De maatschap stuurt de visitatiecommissie de resultaten van dit voorbereidend werk toe. Het betreft dus bijvoorbeeld de resultaten van de patiëntenenquête, de 'medical audit' (ter evaluatie van de kwaliteit van de geleverde zorg), de evaluatie van het management van zorgprocessen (de KISZ-lijst) en de 'quick scan' voor het functioneren van de maatschap. Verder wordt de maatschap gevraagd een korte feitelijke vragenlijst in te vullen over de praktijkvoering en eventueel aanvullend materiaal aan de commissie toe te sturen, zoals een beleidsplan of een jaarverslag. Op basis van deze informatie bereidt de visitatiecommissie de visitatie voor.

Tijdens de visitatie bespreekt de commissie de toegezonden informatie met de maatschap en kan de maatschap deze toelichten. Ook spreekt de visitatiecommissie met derden, zoals vertegenwoordigers van de medische staf, de raad van bestuur, specialisten waarmee nauw wordt samengewerkt, de verpleging en verwijzend huisartsen. Deze gesprekken worden gebruikt om informatie over het functioneren van de individuele specialisten en de maatschap te verzamelen en/of te verifiëren. Verder bestudeert de commissie documenten die relevant zijn voor de maatschap, zoals protocollen, patiëntendossiers, jaarverslagen enzovoort. De visitatiecommissie maakt ook een ronde door de kliniek en observeert de situatie ter plaatse. In kader 3.1 is te zien hoe de dagagenda van een kwaliteitsvisitatie eruit kan zien.

Kader 3.1   Voorbeeld dagagenda kwaliteitsvisitatie

9.00   Ontvangst en kennismaking met de maatschap
9.30   Bespreking van het maatschapsfunctioneren (resultaten quick scan)
10.00 Bespreking van de evaluatie van zorgprocessen en -uitkomsten (resultaten medical audit)
10.30 Bespreking van het management van zorgprocessen (de KISZ-lijst)
11.00 Bespreking van de resultaten van patiëntenenquête
11.30 Bespreking van de algemene visitatievragenlijst
12.00 Tussentijds onderling overleg visitatiecommissie

12.30 Lunch met de maatschap

13.30 Twee visiteurs: interviews met huisartsen, medische staf, verpleging, raad van bestuur
       Eén visiteur: ronde door kliniek, gestructureerd dossieronderzoek, protocollen inzien
15.30 Onderlinge nabespreking visitatiecommissie
16.00 Slotgesprek maatschap
16.30 Einde visitatie

3.2.2   HOE KOMT DE VISITATIECOMMISSIE TOT EEN OORDEEL?

Op basis van alle verzamelde informatie komt de visitatiecommissie tot een sterkte-zwakteanalyse en tot aanbevelingen voor verbetering van de kwaliteit van zorg. Volgens de kwaliteitsvisitatie nieuwe stijl worden de resultaten gerapporteerd volgens een eenduidig 'format' (Hagemeijer, 2005). Per kwaliteitsdomein (de evaluatie van zorg, het patiëntenperspectief, het functioneren van de maatschap en de professionele ontwikkeling) wordt op een vijfpuntsschaal de score bepaald voor de mate waarin de maatschap systematisch aandacht besteedt aan de zorg voor de kwaliteit. De precieze betekenis per score is geformuleerd per kwaliteitsaspect (zie voor een voorbeeld hoofdstuk 1), maar in algemene zin geldt dat score 1 betekent dat een maatschap niet of nauwelijks aandacht besteedt aan het aspect en score 5 betekent dat men dit juist continu en erg systematisch doet. Het toekennen van een score wordt gebaseerd op de door de maatschap uitgevoerde zelfevaluaties en de gesprekken hierover met de visitatiecommissie. Deze kwantitatieve waardering van de 'aandacht voor kwaliteit' wordt samenvattend gepresenteerd in het professionele kwaliteitsprofiel, ook wel het spinnenweb genoemd (zie figuur 3.1).

Figuur 3.1 Voorbeeld van een ingevuld professioneel kwaliteitsprofiel van een maatschap.

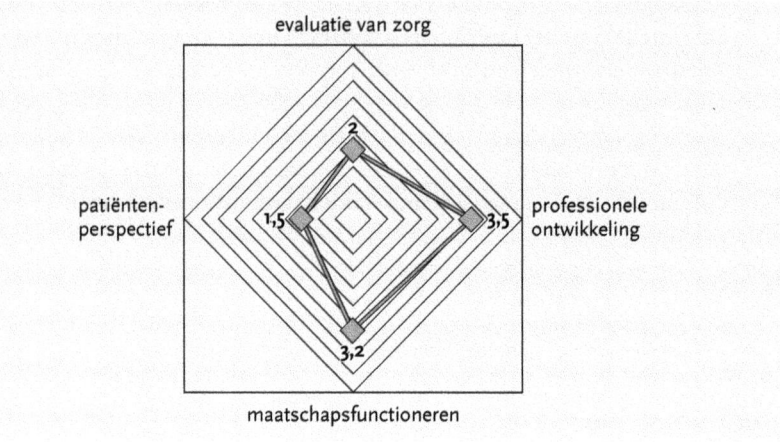

Afgezien van deze globale weergave van het oordeel van de visitatiecommissie formuleert de commissie conclusies per kwaliteitsdomein. Die zijn gebaseerd op de zelfevaluatie van de maatschap en alle andere informatiebronnen. Tot slot volgen per kwaliteitsdomein de aanbevelingen voor verbetering. De afspraak geldt dat een visitatiecommissie alleen die aanbevelingen in het visitatierapport opneemt waarover in de visitatiecommissie consensus bestaat.

Voor het op schrift stellen van haar bevindingen maakt de visitatiecommissie gebruik van de kwaliteitsnormen van de wetenschappelijke verenigingen (zie ook hoofdstuk 2). Dit betreft zowel impliciete als expliciete normen. De bevindingen van de commissie dienen bij voorkeur gebaseerd te zijn op meerdere informatiebronnen.

3.3 Vaststelling van het visitatierapport

3.3.1 VASTSTELLING VAN DE RAPPORTAGE DOOR DE PLENAIRE VISITATIECOMMISSIE

Behalve de visitatiecommissie die wordt samengesteld om een specifieke visitatie uit te voeren, hebben de meeste wetenschappelijke vereniging een plenaire visitatiecommissie, door sommige wetenschappelijke verenigingen Kwaliteitscommissie of Commissie kwaliteitsvisitatie genoemd. Deze commissie bespreekt elk concept-visitatierapport en vergelijkt het met de kwaliteitsnormen, voor zover die expliciet zijn geformuleerd, eventueel afgesproken procedures en eerder vastgestelde rapporten. Op deze wijze voert ze een laatste 'kwaliteitscontrole' uit. De plenaire visitatiecommissie stelt het visitatierapport vast en stuurt het naar de gevisiteerde maatschap. Indien er feitelijke onjuistheden in het rapport staan, wordt de maatschap in de gelegenheid gesteld die te corrigeren.

In grote lijnen volgen de wetenschappelijke verenigingen deze procedure, maar er kunnen verschillen tussen de verenigingen bestaan.

3.3.2 BEZWAAR- EN BEROEPSMOGELIJKHEDEN VOOR GEVISITEERDEN

De meeste wetenschappelijke verenigingen hebben regels voor bezwaar en beroep door de gevisiteerde maatschap tegen de inhoud van het visitatierapport. Die regels komen er doorgaans op neer dat de maatschap binnen een bepaalde termijn (bijv. vier weken) feitelijke onjuistheden kan aanwijzen in het door de (plenaire) visitatiecommissie vastgestelde rapport. Bij sommige verenigingen wordt het rapport eerst naar de maatschap gestuurd om het op feitelijke onjuistheden te laten controleren voordat het rapport aan de plenaire visitatiecommissie wordt voorgelegd. Bij andere verenigingen wordt het rapport eerst vastgesteld door de plenaire visitatiecommissie en daarna naar de maatschap verzonden.

Als de plenaire visitatiecommissie (meestal in overleg met of gehoord de voorzitter van de visitatiecommissie) het bezwaar gegrond acht, zal zij besluiten het rapport aan te passen. Dit komt met name voor bij feitelijke, aantoonbaar onjuiste beschrijvingen. Indien de plenaire visitatiecommissie geen aanleiding ziet voor aanpassing van het rapport, biedt een aantal wetenschappelijke verenigingen de mogelijkheid de visie van de maatschap als addendum aan het rapport toe te voegen.

Een meer formele werkwijze is de volgende. Sommige wetenschappelijke verenigingen geven maatschappen die na de ronde met de plenaire visitatiecommissie nog bezwaren hebben tegen de inhoud van het rapport, de mogelijkheid bezwaar aan te tekenen tegen het (aangepaste) rapport bij het bestuur van de wetenschappelijke vereniging. In dat geval stelt het bestuur, gehoord de betrokkenen, het rapport eventueel gewijzigd vast.

Uit het voorafgaande mag worden geconcludeerd dat de bezwaarprocedure die de wetenschappelijke verenigingen nu hanteren, (nog) niet geheel helder en eenduidig is. Wellicht houdt dit verband met de mate waarin het rapport voor externe verantwoording wordt gebruikt. Het is voorstelbaar dat een maatschap die zich – via de toelatingsovereenkomst – heeft verplicht het rapport ter inzage aan de raad van bestuur te geven of het te bespreken in de staf (of het stafbestuur), eerder geneigd zal zijn bezwaar aan te tekenen in geval van ongunstige conclusies. Dit geldt des te meer indien de raad van bestuur, de medische staf en/of het stafbestuur een actief beleid voeren met betrekking tot kwaliteitsbevordering en ernaar streven informatie uit de kwaliteitstoetsing inzichtelijk te maken voor derden in het kader van meer transparantie. Een heldere en eenduidige bezwaarprocedure is dan gewenst.

Overigens betreft het hier een lokale afspraak en geen algemene verplichting, ook niet onder het nieuwe model toelatingscontract.

3.4 Openbaarheid van (de resultaten van) visitatierapporten

De rapporten van kwaliteitsvisitaties zijn, in tegenstelling tot de rapporten van opleidingsvisitaties, in principe niet openbaar. Het beleid van de wetenschappelijke verenigingen is de rapporten vertrouwelijk te behandelen. Dit beleid komt de laatste jaren onder druk te staan (Lombarts, 1997). Het is aan de gevisiteerde maatschap om te besluiten het visitatierapport wel of niet aan derden ter beschikking te stellen. Dat hoeft niet het gehele rapport te zijn, maar bijvoorbeeld alleen de conclusies.

Hierna volgt een opsomming van derden die belangstelling kunnen hebben voor het rapport of de conclusies, voorzien van een toelichting.

De vraag blijft in hoeverre de verplichting om een kwaliteitsjaarverslag ter openbare inzage te leggen (art. 5, lid 2, Kwaliteitswet) de zorgaanbieder, dus de instelling waarvan de maatschap deel uitmaakt, tot openbaarheid kan verplichten. Die vraag komt aan de orde in de hoofdstukken 5, 7 en 8.

3.4.1 RAAD VAN BESTUUR

In het model-toelatingscontract staat dat op verzoek van de raad van bestuur of het stafbestuur de medisch specialist 'naar beste vermogen' informatie zal verstrekken omtrent de uitkomsten van verrichte visitaties, intercollegiale toetsing enzovoort. In het Document Medische Staf kunnen hieromtrent nadere afspraken worden gemaakt. Overigens leert de praktijk dat veel gevisiteerde maatschappen zelf het initiatief nemen om het rapport met de raad van bestuur van het eigen ziekenhuis te bespreken (Koomen et al., 1993). Dit heeft ook een praktische reden: het implementeren van de aanbevelingen van de visitatiecommissie gaat vaak verder dan de kring van de maatschapsleden. Overleg met de raad van bestuur kan dan noodzakelijk zijn.

Ziekenhuizen zijn op grond van artikel 5 van de Kwaliteitswet zorginstellingen verplicht om jaarlijks een verslag ter openbare inzage te leggen waarin verantwoording wordt afgelegd van het beleid in het afgelopen kalenderjaar. In dat verslag, ook wel kwaliteitsjaarverslag genoemd, moet onder meer vermeld zijn (art. 5, lid 2b): 'de frequentie waarmee en de wijze waarop binnen de instelling kwaliteitsbeoordeling plaatsvindt en het resultaat daarvan'. Bij calamiteiten is de raad van bestuur overigens sinds een recente wijziging in de Kwaliteitswet (*Staatsblad* 2005, 216) verplicht hiervan melding te maken bij de Inspectie.

3.4.2 MEDISCH SPECIALISTEN REGISTRATIE COMMISSIE

De visitatie die plaatsvindt in het kader van de opleiding, hier opleidingsvisitatie genoemd, heeft een geheel ander uitgangspunt dan de visitatie in het kader van de verbetering van de kwaliteit van zorg, ook wel kwaliteitsvisitatie genoemd.

De opleidingsvisitatie maakt deel uit van de procedure tot erkenning van een medisch specialist als opleider of plaatsvervangend opleider, die gekoppeld is aan de erkenning van de zorginstelling tot opleidingsinrichting. De bevoegdheid tot het verlenen van deze erkenningen berust bij de Medisch Specialisten Registratie Commissie (MSRC). De MSRC is bij haar beoordeling gebonden aan de besluiten van het Centraal College van Medische Specialisten (CCMS) die door de minister van Volksgezondheid, Welzijn en Sport zijn goedgekeurd. De opleidingsvisitatie is een onderdeel van de procedure om vast te stellen of de (beoogd) opleider, plaatsvervangend opleider en zorginrichting voldoen aan de gestelde eisen en verplichtingen en of de erkenning daarom kan worden verleend respectievelijk kan worden voortgezet. In het visitatierapport dient dan ook bij de adviezen verwezen te worden naar de desbetreffende regelgeving.

Het rapport van de opleidingsvisitatie is openbaar. Immers, de registratiecommissies voeren een publiekrechtelijke taak uit en zijn bij hun handelen onderworpen aan de Algemene wet bestuursrecht. Het wettelijk kader voor de registratiecommissies is neergelegd in de Wet BIG en uitgewerkt in de Regeling specialisten geneeskunst van de KNMG. In het nieuwe Kaderbesluit, dat per 1 januari 2005 in werking is getreden, heeft het Centraal College ook eisen opgenomen ten aanzien van de kwaliteit van zorg.
- Artikel C.2.b.ii over eisen te stellen aan de opleidingsgroep: zij voldoen bij de uitoefening van het specialisme aan de kwaliteitseisen van de desbetreffende wetenschappelijke vereniging van medisch specialisten.
- Artikel C.7.e over eisen aan de opleidingsinrichting: zij draagt zorg voor deelname van de leden van de opleidingsgroep aan de kwaliteitsvisitatie van de desbetreffende wetenschappelijke vereniging van medisch specialisten volgens de systematiek van die vereniging.

De MSRC zal dus in de nieuwe erkenningsprocedure toetsen of de opleidingsgroep deelneemt aan het visitatieprogramma van de desbetreffende wetenschappelijke vereniging. Hierbij valt op te merken dat op dit moment niet alle wetenschappelijke verenigingen een systematiek kennen voor deelname aan de kwaliteitsvisitatie door alle maatschappen. Bij de meeste wetenschappelijke verenigingen vindt bijvoorbeeld nog geen kwaliteitsvisitatie plaats bij academische opleidingsinrichtingen.

Gezien de onderling verschillende systematiek van de wetenschappelijke verenigingen zal de MSRC voorlopig nagaan of de leden van de opleidingsgroep handelen volgens de kwaliteitseisen van de wetenschappelijke vereniging en vragen naar deelname aan het visitatieprogramma van de wetenschappelijke vereniging. Afgezien van de vraag of de visitatiecommissie daartoe bevoegd is, kent de MSRC vooralsnog geen beleidsregel dat de rapporten van de kwaliteitsvisitatie kunnen worden ingezien of opgevraagd door de visitatiecommissie van de MSRC.

3.4.3 INSPECTIE VOOR DE GEZONDHEIDSZORG

Het is niet vanzelfsprekend dat de Inspectie voor de Gezondheidszorg visitatierapporten opvraagt in het kader van haar toezichthoudende taak. Over de bevoegdheid van de Inspectie dit te doen bestaat geen consensus (zie hoofdstuk 8). Bedacht moet worden dat documenten die zich bij overheidsinstanties (behalve de Inspectie bijvoorbeeld ook het bestuur van een universitair medisch centrum) bevinden, in principe openbaar zijn in gevolge de Wet openbaarheid bestuur (WOB). Dat is slechts niet zo als het belang van de openbaarheid niet opweegt tegen een ander belang, bijvoorbeeld het privacybelang of het belang van inspectie, controle en toezicht door overheidsorganen.[5]

De Eemland-casus is in dit opzicht illustratief. In 1996 verzocht de programmamaker van *Zembla* (VARA) de Inspectie om openbaarmaking van het visitatierapport van de Nederlandse Vereniging voor Obstetrie en Gynaecologie (NVOG) over de maatschap gynaecologie van het Eemland-ziekenhuis in verband met een calamiteit. De redactie beriep zich daarbij op de WOB. De Inspectie weigerde inzage op grond van een uitzonderingsgrond in de WOB[6], maar de rechter (Raad van State, afdeling Bestuursrechtspraak, 16 oktober 1998) achtte de motieven ter onderbouwing hiervan onvoldoende. Het beroep werd ongegrond verklaard en *Zembla* kon het programma maken.

---

5   Artikel 10, lid 2, Wet openbaarheid bestuur.
6   Zie ook een kort geding met betrekking tot de WOB in 2001 (De Die & Den Ouden, 2001).

3.4.4 RECHTER

De rechter kan bij zijn oordeelsvorming gebruikmaken van een visitatie en/of de inhoud van een visitatierapport. Eenzelfde soort ontwikkeling is te zien bij richtlijnen voor het medisch handelen. In de jurisprudentie zijn enkele voorbeelden bekend en in drie uitspraken speelt het visitatierapport een zelfstandige rol. Die uitspraken komen in hoofdstuk 8 aan bod. Verder spelen de uitkomsten van visitatie wel eens een (zijdelingse) rol in de jurisprudentie van het Scheidsgerecht voor de Gezondheidszorg. Ook hiervan wordt een voorbeeld besproken in hoofdstuk 8.

3.4.5 ZORGVERZEKERAAR

Verzekeraars kunnen – net als patiëntenorganisaties – een beroep doen op het overleg dat is voorgeschreven in artikel 3 van de Kwaliteitswet, maar dat is een wat zwakke basis om inzage te claimen in de resultaten van visitatie. Hier kan een contractuele afspraak over inzage evenwel uitkomst bieden: verzekeraars kunnen in hun onderhandelingen met de zorgaanbieders vergen dat zij inzicht krijgen in de resultaten van visitaties en/of op de hoogte worden gesteld van hetgeen als 'follow up' na een visitatie is gedaan.

Het uitgangspunt voor de gedachtevorming over de positie van de zorgverzekeraar is de stelling dat zorgverzekeraars uit hoofde van hun positie en taakstelling geen zelfstandige rol bij visitatie toekomt. Visitatie blijft een vorm van 'peer review', waarbij collega's de zorg en de praktijkvoering de maat nemen. Het doel van de visitatie is niet om de maatschap en de praktijkvoering in financiële zin of specifiek uit kosten(beheersings)oogpunt door te nemen. Dan zouden zorgverzekeraars wellicht als informant kunnen optreden. Daar is in de visitatie in de huidige opzet echter geen reden voor. Als het gaat om de doelmatigheid van de praktijkvoering kan de ziekenhuiscontext wel in de beschouwing worden betrokken. Het management kan ten opzichte van zorgverzekeraars als verantwoordelijk worden beschouwd voor de doelmatigheid van de bedrijfsvoering als geheel, inclusief maatschappen en/of specialismen.

Zorgverzekeraars zouden betrokkenheid kunnen claimen op grond van het feit dat zij de belangen van hun verzekerden hebben te behartigen. Dat argument zou in onze ogen pas opgaan als verzekerden zichtbaar invloed zouden hebben op het doen en laten van 'hun' verzekeraar. Verzekeraars opereren vanuit eigen, zakelijke (commerciële) belangen.

Kan artikel 3 van de Kwaliteitswet verzekeraars een titel opleveren om betrokkenheid te claimen bij het visitatieproces? Artikel 3 verplicht de zorgaanbieder om de zorgverlening op zodanige wijze te organiseren, om de instelling zowel kwalitatief als kwantitatief zodanig van personeel en materieel te voorzien en om zorg te dragen voor een zodanige verantwoordelijkheidstoedeling, dat een en ander leidt of redelijkerwijs moet leiden tot verantwoorde zorg. De zorgaanbieder betrekt daarbij de resultaten van overleg tussen zorgaanbieders, zorgverzekeraars en patiënten- en consumentenorganisaties. Het gaat daarbij om landelijk of mogelijk ook provinciaal of regionaal overleg tussen partijen. Hier is echter geen verplichting voor de zorgaanbieder (de instelling) beschreven. De instelling heeft volgens de wet slechts rekening te houden met de resultaten van algemeen overleg tussen de drie genoemde partijen.

Er vindt uiteraard wel overleg plaats tussen de zorgaanbieder (het ziekenhuis) waar de maatschap functioneert en de daarvoor in aanmerking komende zorgverzekeraars. Dat zijn onder andere de onderhandelingen over de te sluiten contracten. De kwaliteit van de zorg, óók de medisch-specialistische, is een thema dat de zorgverzekeraar bij de onderhandelingen kan agenderen. Dan zou hij ook de visitatie van maatschappen ter sprake kunnen brengen en kunnen voorstellen dat zijn betrokkenheid daarbij in een overeenkomst wordt vastgelegd. Als de zorgaanbieder daarmee instemt, kan die betrokkenheid worden overeengekomen en contractueel worden vastgelegd.

Als het zover komt, zal het naar wij verwachten gaan om informatie die toch al publiek wordt gemaakt. Voor de verzekeraar zullen vooral de conclusies en aanbevelingen en de eventuele follow up interessant zijn. Als de in hoofdstuk 7 beschreven pleidooien in goede aarde vallen, zal in de algemene publieksinformatie (bijv. via internet) duidelijk worden waar en wanneer visitaties plaatsvinden en zal ook over de uitkomsten worden gecommuniceerd. Op het moment dat patiënten en patiëntenorganisaties worden ingelicht, kan dergelijke berichtgeving ook aan de betrokken zorgverzekeraars worden geadresseerd. Hetzelfde geldt voor gerichte berichten over de follow up. Dergelijke informatie kan ons inziens in ieder geval ook in het kwaliteitsjaarverslag opgenomen worden en dat is ook een weg waarlangs verzekeraars van deze informatie kennis zouden kunnen nemen.

Zo bezien is het niet zo noodzakelijk om de betrokkenheid contractueel vast te leggen. De verzekeraars kunnen ook zonder een contractuele verplichting van de vereiste informatie kennis nemen.

3.4.6 VERWIJZERS EN SAMENWERKINGSPARTNERS

Verwijzers en samenwerkingspartners komen in aanmerking voor een zekere mate van betrokkenheid bij visitatie. Zij kunnen een nuttige bron van informatie zijn en dienen in ieder geval van de algemene uitkomsten en de follow up op de hoogte te worden gesteld.

Verwijzers dienen beroepshalve op de hoogte te zijn van het reilen en zeilen van een maatschap in het ziekenhuis. Dat geldt ook voor professionele zorgaanbieders – instellingen of zelfstandig functionerende beroepsbeoefenaren – die met zulke maatschappen samenwerken. In toenemende mate wordt met en in transmurale ketens gewerkt. De bedoeling is de zorg zó te organiseren dat (chronisch zieke) patiënten vanaf de preventie tot en met de nazorg door de opeenvolgende schakels van de keten worden gevolgd. Op die manier wordt de continuïteit beter gegarandeerd en deze intensieve samenwerking komt de kwaliteit ten goede. Samenwerkingspartners, verwijzers in het bijzonder, kunnen derhalve aanspraak maken op betrokkenheid bij visitatie.

Verwijzers en andere samenwerkingspartners kunnen dus een nuttige informatiebron zijn voor de visitatiecommissie. In dat geval kunnen zij tijdens de visitatie worden opgeroepen voor een gesprek met de commissie. Op deze wijze zouden bijvoorbeeld enige huisartsen kunnen worden gehoord. Zij hebben vanuit hun waarnemingsperspectief zicht op de zorg, hebben contacten met de specialisten en zien de patiënten terug die bij hen in zorg zijn geweest. Op deze wijze beschikken zij zowel over professionele eigen observaties als over indrukken en waardeoordelen die zij van hun patiënten horen. Bij de meeste kwaliteitsvisitaties is het gebruikelijk dat de voorzitter of vertegenwoordiger van de lokale huisartsengroep wordt gehoord. De Nederlandse Vereniging voor Kindergeneeskunde houdt in plaats van dit gesprek een schriftelijke enquête onder alle huisartsen in de regio van de maatschap die wordt gevisiteerd.

In de opleidingsvisitaties wordt er geen gesprek met de huisarts gevoerd.

Over de informatieverschaffing aan verwijzers en andere samenwerkingpartners kunnen we kort zijn. Zij dienen dezelfde informatie te krijgen als de algemene informatie waarop patiënten en andere derden aanspraak kunnen maken.

3.4.7 PARTNERS IN EEN FUSIEPROCES

Een bijzondere positie nemen (potentiële) samenwerkingspartners in, met name partners in een fusieproces. Het is verdedigbaar dat zij gedetailleerde informatie moeten kunnen krijgen over die visitaties die relevant zijn voor hun beslissing om al dan niet te fuseren. Instellingen die in een fusieproces verwikkeld zijn, hebben belang bij deugdelijke informatie over kwaliteit, ook van de medisch-specialistische zorg. Het gaat hierbij uiteraard met name om het resultaat van de visitatie: de conclusies en aanbevelingen, de follow up en vervolgens het succes van het verwerken van aanbevelingen. Wij zijn van oordeel dat (potentiële) partners in een fusieproces in dit verband van gedetailleerde informatie kennis moeten kunnen nemen.

De informatie-uitwisseling in dergelijke gevallen kan naar onze mening op twee manieren plaatsvinden. In de eerste plaats via het medisch-specialistisch kanaal. Uitwisseling van informatie kan plaatsvinden op het niveau van de maatschap, het specialisme of de afdeling. Men kan de collega's inzage geven in het visitatierapport of de visitatie mondeling toelichten, al dan niet vergezeld van of gevolgd door een afschrift van relevante onderdelen van de rapportage. De wetenschappelijke vereniging zou hierin faciliterend of bemiddelend kunnen optreden. De tweede weg is die van inzage door of informatie aan de medisch directeur – het lid van de raad van bestuur met de medisch-inhoudelijke portefeuille – van de fusiepartner(s).

Aan het eind van dergelijke gesprekken of nadat inzage is verstrekt, kan expliciet worden afgesproken welke informatie in het verdere fusieproces mag worden ingebracht. Men kan dus overeenkomen wat wel en niet naar buiten komt. Over verdere vertrouwelijkheid en dergelijke kunnen eveneens afspraken worden gemaakt.

3.4.8   DE SAMENLEVING

De Kwaliteitswet zorginstellingen, die samen met de Wet BIG de wettelijke basis vormt voor visitatie, bevat ook kwaliteitswaarborgen voor de samenleving als geheel. Op grond van artikel 22 van de Grondwet rust op de overheid de plicht om te zorgen voor een goed bereikbare, betaalbare en professionele gezondheidszorg. Daar moet de samenleving ook van op aankunnen.

De vraag blijft of het wel of niet gewenst wordt gevonden om bekend te maken dat een visitatie heeft plaatsgevonden en wat daarbij – in globale bewoordingen – de aandachtspunten zijn. Ziet men visitaties als een vorm van interne kwaliteitstoetsing, dan is het verdedigbaar dat de resultaten niet buiten de kring van gevisiteerden bekend worden gemaakt. Visitaties eisen in die visie een klimaat van veiligheid en vertrouwen, en hebben een collegiaal karakter.

Hoofdstuk 8 is geheel gewijd aan de functies van visitatie voor de samenleving.

3.5   Toepassing op de casus

Na voorgaande beschouwingen kunnen we ingaan op de discussiepunten uit de casus over de maatschap inwendige geneeskunde.

1   *De maatschap is het niet eens met een van de conclusies van het visitatierapport en het daarop gebaseerde advies; de maatschap wil dat de beroepsvereniging het visitatierapport op dit punt wijzigt*

Het visitatierapport is een schriftelijke weergave van de bevindingen van de visitatiecommissie en de daaruit voortvloeiende aanbevelingen voor kwaliteitsverbetering. De meeste wetenschappelijke verenigingen visiteren volgens een vastgelegd stramien, hebben afspraken over de wijze waarop het oordeel tot stand komt en procedures voor het vaststellen van het rapport. Wijzigingsvoorstellen worden niet zonder meer overgenomen. Tekstuele of feitelijke onjuistheden worden (uiteraard) wel aangepast.

De meeste wetenschappelijke verenigingen hebben regels voor bezwaar en beroep door de gevisiteerde maatschap tegen de inhoud van het visitatierapport, zo ook de Nederlandsche Internisten Vereeniging (NIV). De maatschap kan dus bezwaar indienen bij de beroepsvereniging. In eerste instantie kan dit bij de plenaire visitatiecommissie en indien dat niet tot een oplossing leidt, in tweede instantie bij het bestuur van de vereniging. Indien ook het bestuur besluit het visitatierapport niet aan te passen, bestaat de mogelijkheid het schriftelijke commentaar van de maatschap als addendum toe te voegen aan het visitatierapport.

2 *De raad van bestuur van het ziekenhuis wil graag over het visitatierapport beschikken omdat binnenkort de NIAZ-accreditatie plaatsvindt*

De praktijk leert dat de meeste gevisiteerde maatschappen hun visitatierapport met de raad van bestuur (en het stafbestuur) bespreken, ter inzage geven of overhandigen. Lokaal kan dit zijn vastgelegd in de toelatingsovereenkomst met specialisten. De toelatingsovereenkomst, ook de nieuwe modelovereenkomst, verplicht dit niet.

Om de visitaties en de ziekenhuis-'audits' van het Nederlands Instituut voor de Accreditatie van Ziekenhuizen (NIAZ) beter op elkaar af te stemmen en dubbel werk te voorkomen raakt het steeds meer geaccepteerd dat de raad van bestuur minstens op de hoogte wordt gesteld van de aanbevelingen uit het visitatierapport. De Kwaliteitswet zorginstellingen biedt hiervoor goede grond.

3 *De opleidingsvisitatie staat voor het komende jaar op stapel; ook die commissie wil het rapport graag inzien*

De Medisch Specialisten Registratie Commissie (MSRC) heeft vooralsnog geen beleidsregel op grond waarvan de visitatiecommissie van de MSRC de rapporten van de kwaliteitsvisitatie inziet of opvraagt, afgezien van de vraag of zij daartoe wettelijk bevoegd is. De MSRC zal in de nieuwe erkenningsprocedure toetsen of de opleidingsgroep deelneemt aan het visitatieprogramma van de desbetreffende wetenschappelijke vereniging. Op dit moment hebben niet alle wetenschappelijke verenigingen een systeem voor kwaliteitsvisitaties in alle klinieken; bij de meeste wetenschappelijke verenigingen vindt nog geen kwaliteitsvisitatie plaats in academische klinieken. Gezien de verschillen in systematiek van de wetenschappelijke verenigingen zal de MSRC voorlopig nagaan of de desbetreffende leden van de opleidingsgroep handelen volgens de kwaliteitseisen van de wetenschappelijke vereniging en vragen naar deelname aan het visitatieprogramma van de wetenschappelijke vereniging.

Aanbevelingen

- Wetenschappelijke verenigingen doen er goed aan na te kijken of de bestaande regelingen voor bezwaar en beroep door de gevisiteerde maatschap tegen het visitatierapport (nog) voldoen.
- Het verdient aanbeveling dat medische staven en raden van bestuur afspraken maken over het (geheel of gedeeltelijk) inzien, bespreken of verkrijgen van visitatierapporten.
- Er zou beleid moeten worden ontwikkeld met betrekking tot het (geheel of gedeeltelijk) inzien, bespreken of verkrijgen van visitatierapporten met bepaalde samenwerkingspartners en belanghebbenden.

Literatuur

Die AC de, Ouden W den. Getob met de Wob? De werking van de Wob op het terrein van de gezondheidszorg. TvGR 2001:138-54.
Fossen J, Hagemeijer J, Logtestijn S van, Lombarts M, redactie. Kwaliteitsvisitatie Nieuwe Stijl. Handboek voor wetenschappelijke verenigingen. Alphen aan den Rijn: Van Zuiden, 2005 (in druk).
Hagemeijer J. Inleiding op het visitatierapport. In: Fossen J, et al. Kwaliteitsvisitatie Nieuwe Stijl. Handboek voor wetenschappelijke verenigingen. Alphen aan den Rijn: Van Zuiden, 2005 (in druk).
Koomen AR, Duyn CD, Lopes Cordozo M, et al. Zorg voor de kwaliteit van de beroepsuitoefening in de heelkunde. Visitatie van niet-opleidingsziekenhuizen. Medisch Contact 1993;48:1537-40.
Lombarts MJMH. Openbaarmaking van visitatierapporten. Raad van State doorbreekt collegiale karakter van visitatie. Medisch Contact 1997;52(33/34):997-9.

Rechtspraakoverzicht
Raad van State, afdeling Bestuursrechtspraak, 16 oktober 1998. TvGR 1999:49.

Een probleemgeval
De Nederlandse Vereniging voor Cardiologie (NVVC) heeft onlangs een visitatie verricht bij de maatschap cardiologie in ziekenhuis De Waterlanden te Gerlingerwaard. De visitatiecommissie trof een maatschap van vijf cardiologen aan waarvan er één, dokter Duursma, al lange tijd een 'probleemgeval' blijkt te zijn, althans in de ogen van de overige vier collega's. Hij houdt zich niet aan collegiale afspraken, weigert organisatorische taken voor zijn rekening te nemen, volgt geen bij- en nascholing, begint te laat met zijn spreekuren (waardoor hij consequent uitloopt en de assistentes dwingt tot overwerken), vult zijn dossiers slechts summier in, loopt onacceptabel ver achter met het dicteren van ontslagbrieven en heeft een tuchtrechtelijke procedure tegen zich lopen. Belangrijk is te vermelden dat een soortgelijke situatie ook bij de vorige visitatie, vijf jaar geleden, reeds was geconstateerd.
In de laatste algemene ledenvergadering van de NVVC is besloten dat de vereniging sancties moet kunnen opleggen in geval van langdurig ondermaats presterende beroepsgenoten. In dit geval besluit de NVVC een melding bij de Inspectie te doen van vermeend ondermaats functioneren van de betrokken collega. Duursma komt tegen deze beslissing in het geweer. Hij vindt dat goede patiëntenzorg altijd een teaminspanning is en dat de visitatiecommissie haar oordeel niet hard kan maken.

Hoofdstuk 4

VISITATIE EN DE WETENSCHAPPELIJKE VERENIGINGEN

K.M. Breuker, M.J.M.H. Lombarts en D. Jongsma

KERNBOODSCHAPPEN

- Visitatie door de wetenschappelijke verenigingen is een vorm van zelfregulering en is juridisch ingekaderd door het geldende verenigingsrecht.
- De leden van een wetenschappelijke vereniging zijn individuele medisch specialisten. Maatschappen zijn als zodanig geen lid van de wetenschappelijke vereniging.
- Door lid te worden van een wetenschappelijke vereniging onderwerpt een specialist zich aan de verenigingsstatuten, -reglementen, -besluiten en de in de vereniging geldende gewoonten. Hij kan zich aan deze regels onttrekken door het lidmaatschap te beëindigen.
- Wetenschappelijke verenigingen hebben de mogelijkheid hun leden verplichtingen of maatregelen op te leggen, mits deze statutair dan wel bij of krachtens de statuten in reglementen zijn vastgelegd.
- Maatregelen naar aanleiding van een 'onvoldoende' visitatie van een maatschap kunnen bijvoorbeeld zijn (van 'licht' naar 'zwaar'): schriftelijke rapportage over verbeteringen, hervisitatie, begeleiding bij het realiseren van verbeteringen en melding maken van vermeend ondermaats presteren bij 'derden'.
- Nadelige consequenties voor een maatschap als gevolg van negatieve visitatiebevindingen en de hieruit voortvloeiende maatregelen kunnen leiden tot aansprakelijkstelling van de vereniging.

4.1 Inleiding en probleemstelling

De medische professie heeft van de wetgever de ruimte gekregen haar eigen professionele standaarden te bepalen en zelf toe te zien op de naleving ervan. Deze ruimte voor zelfregulering is geen absoluut gegeven. De medische professie zal het behoud ervan te allen tijde moeten kunnen rechtvaardigen (Freidson, 2001). De kern van die rechtvaardiging vinden artsen in hun primaat op medische kennis en de hieruit voortvloeiende verantwoordelijkheid voor een verantwoorde toepassing ervan. Deze verantwoordelijkheid omvat de bewaking van de kwaliteit van het medisch handelen. Op verschillende niveaus en op uiteenlopende wijzen geven specialisten invulling aan deze verantwoordelijkheid. Maatschappen[7] leggen steeds vaker onder-

---

[7] Medisch specialisten werken veelal in georganiseerd verband. Hiervoor worden verschillende benamingen gebezigd, zoals maatschap, vakgroep, praktijk, discipline en afdeling. Teneinde de leesbaarheid te verbeteren is in dit boek gekozen voor de meest gebruikte naam: de maatschap. We schrijven dus over maatschappen, waarbij alle andere organisatievormen inbegrepen zijn.

linge kwaliteitsafspraken vast in hun maatschapscontract, medische staven in ziekenhuizen stellen een reglement op voor disfunctionerende collega's en wetenschappelijke verenigingen leggen zich onder andere toe op de ontwikkeling van richtlijnen (Van Everdingen et al., 2004) en kwaliteitsvisitaties. Deze initiatieven geven blijk van een gevoelde gedeelde verantwoordelijkheid voor de kwaliteit van zorg.

De verschuiving van de persoonlijke verantwoordelijkheid naar de gezamenlijke verantwoordelijkheid van artsen voor de kwaliteit van zorg is in de hele westerse wereld zichtbaar. Met het artikel 'Medical professionalism in the new millennium', in 2002 gelijktijdig gepubliceerd in *The Lancet* en de *Annals of Internal Medicine*, presenteerde de internationale medische professie het nieuwe medisch handvest waarin de professionele verantwoordelijkheden van dokters worden benoemd. Het is opvallend dat in dit handvest zoveel nadruk wordt gelegd op de gezamenlijke verantwoordelijkheid van medici voor kwaliteit van de geleverde zorg.[8] Wetenschappelijke verenigingen krijgen een expliciete rol in de bewaking en bevordering van de kwaliteit van de beroepsgroep.[9] Ook in de tuchtrechtspraak ziet men in toenemende mate uitspraken waar een gehele maatschap verantwoordelijk wordt gehouden voor de geleverde zorg (zie hiervoor hoofdstuk 6).

Dit hoofdstuk gaat in op de zelfregulering door middel van visitatie van de wetenschappelijke verenigingen. De meeste verenigingen zijn al eens (soms een aantal keren) geconfronteerd met een situatie zoals beschreven in de casus: tijdens een visitatie blijkt dat er een disfunctionerende collega is. Wetenschappelijke verenigingen hebben de behoefte aan mogelijkheden tot ingrijpen bij (blijvend) ondermaats presterende collega's. Welke middelen staan wetenschappelijke verenigingen ter beschikking? Voor de beantwoording van deze vraag onderwerpen we de casus eerst aan een nadere analyse. De casus roept onder andere de volgende vragen op.
– Kan/mag visitatie, ontwikkeld ter evaluatie en bevordering van de kwaliteit van zorg zoals geleverd door een maatschap van medisch specialisten, gebruikt worden om uitspraken te doen over het individueel functioneren van specialisten?

---

8   *The Lancet* 2002, p. 521: 'Physicians must be dedicated to continuous improvement in the quality of health care. This commitment entails not only maintaining clinical competence but also working collaboratively with other professionals to reduce medical error, increase patients' safety, minimise overuse of health care resources...'
9   *The Lancet* 2002, p. 520: '... the profession as a whole must strive to see that all their members are competent and must ensure that appropriate mechanisms are available for physicians to accomplish this goal.'
    The Lancet 2002, p. 521: 'Physicians both individually and through their professional associations, must take responsibility for assisting in the creation and implementation of mechanisms designed to encourage continuous improvement in the quality of care.'

- Biedt de systematiek van de kwaliteitsvisitatie voldoende garanties voor een valide en betrouwbare identificatie van een individuele (disfunctionerende) specialist?
- Wie is/zijn (mede)verantwoordelijk voor de kwaliteit van de geleverde zorg van maatschappen en individuele beroepsgenoten?
- Wat kan/mag een wetenschappelijke vereniging wel en niet doen jegens maatschappen en individuele collega's?

In dit hoofdstuk richten we ons op de laatste twee vragen. De probleemstelling van dit hoofdstuk luidt als volgt.

Welke maatregelen kunnen/mogen medisch-wetenschappelijke verenigingen nemen jegens hun collega's, indien deze collega's disfunctioneren?

4.2 Wetenschappelijke verenigingen en het verenigingsrecht

In het geval van visitatie heeft zelfregulering door de medische professie de vorm van interne groepsregulering gekregen. De context van visitatie is vastgelegd in de statuten van de wetenschappelijke vereniging waarbij meerderheidsbesluiten bindend zijn voor de leden. Het verenigingsrecht speelt hier een belangrijke rol. Ter informatie volgt hier een beknopt resumé van het verenigingsrecht.

Een wetenschappelijke vereniging is een organisatie van individuele medisch specialisten van eenzelfde medisch specialisme die zich verenigd hebben, teneinde een bepaald doel te bereiken. Voor deze organisatie heeft men gekozen voor de rechtsvorm 'vereniging'. Een vereniging is wettelijk geregeld in artikel 2:26 BW e.v. Kenmerkend voor een vereniging is dat zij leden heeft en gericht is op een bepaald doel. Dat doel wordt in de statuten van een vereniging omschreven; dit is essentieel want de bevoegdheden die een vereniging heeft, dienen gericht te zijn op het bereiken van dat doel. De Nederlandse Vereniging voor Heelkunde heeft bijvoorbeeld haar doel als volgt omschreven: 'de bevordering van de heelkunde en de behartiging van de als heelkundige gevestigde artsen.'

In de statuten wordt behalve het doel van de vereniging en de bevoegdheden van de bestuursorganen van de vereniging, ook omschreven welke verplichtingen de leden hebben tegenover de vereniging en de wijze waarop verplichtingen aan de leden kunnen worden opgelegd (art. 2:27, lid 4, BW). Uitwerking van de bepalingen van de statuten vindt men in diverse reglementen die bij en krachtens de statuten worden vastgelegd, en waaraan alle leden, net als aan de statuten, gebonden zijn.

De leden van een wetenschappelijke vereniging zijn individuele medisch specialisten. Maatschappen zijn als zodanig geen lid van de wetenschappelijke vereniging. Door lid te worden van een wetenschappelijke vereniging onderwerpt een medisch specialist zich aan de op dat moment bestaande regelingen die in de statuten zijn vastgelegd en in de bij de statuten behorende reglementen. Dit kan een huishoudelijk reglement zijn en/of een reglement waarin bijvoorbeeld de visitatieprocedure ten opzichte van maatschappen is vastgelegd.

Als een lid handelt in strijd met de statuten of de reglementen, kan het hoogste bestuursorgaan van de vereniging, de Algemene Ledenvergadering, een besluit nemen jegens dit individuele lid. In het uiterste geval kan een lid geroyeerd worden. Het is van belang om vast te stellen dat een Algemene Ledenvergadering alleen maatregelen mag opleggen jegens individuele leden indien de statuten of de reglementen hiertoe de mogelijkheid bieden. De Nederlandse Vereniging voor Radiologie (NVVR) bijvoorbeeld formuleert: 'als (1) een lid niet meer voldoet aan de vereisten voor het lidmaatschap, wanneer (2) een lid zijn verplichtingen jegens de vereniging niet nakomt of zich niet houdt aan de verplichtingen die de vereniging ten laste van leden ten opzichte van derden is aangegaan, of (3) wanneer om andere redenen redelijkerwijs niet van de NVVR kan worden gevergd het lidmaatschap te laten voortduren, kan het bestuur namens de vereniging het lidmaatschap opzeggen.' En ook: 'wanneer een lid zich onwaardig gedraagt, evident in strijd met de statuten, reglementen of besluiten van de vereniging handelt, of de NVVR op onredelijke wijze benadeelt, kan het bestuur de Algemene Ledenvergadering voorstellen, hem te ontzetten uit het lidmaatschap.' In deze gevallen kan het lid door het bestuur ook voor een periode van maximaal drie maanden worden geschorst.

In het algemeen geldt dat als in de statuten helder is geformuleerd dat de leden zich in hun professioneel handelen dienen te houden aan de relevante wetgeving (o.a. Wet BIG, WGBO en Kwaliteitswet zorginstellingen) en aan protocollen en richtlijnen van de vereniging, een bestuur een lid het lidmaatschap kan opzeggen als het lid handelt in strijd met deze wetgeving en dus ook in strijd met deze bepaling uit de statuten. Opzegging door de vereniging is dus een sanctiemogelijkheid van de vereniging indien een lid in strijd met de verenigingsdoelstelling handelt. Ook kan er een einde komen aan het lidmaatschap als het lid zelf zijn lidmaatschap opzegt of overlijdt.

Dit alles heeft tot gevolg dat de reikwijdte van de vereniging voor het realiseren van haar doel beperkt is. Als een lid handelt in strijd met het doel van de vereniging, kan hij zich door opzegging van zijn lidmaatschap eenvoudigweg onttrekken aan het verenigingsrecht, en dus aan al datgene dat in statuten en reglementen is bepaald.

4.2.1 VERENIGINGSRECHT EN VISITATIE VAN MAATSCHAPPEN

De wetenschappelijke verenigingen hebben, in grote lijnen samengevat, tot doel het bevorderen van het specialisme, het bewaken van de kwaliteit van het medisch-specialistisch handelen en het behartigen van de belangen van de leden.

Het bevorderen en bewaken van de kwaliteit van het medisch handelen is van dermate groot belang dat hiervoor een visitatiesysteem is ontwikkeld. Visitatie is een instrument van de vereniging om het beoogde doel van de vereniging te realiseren. Voor het rechtsgeldig uitvoeren van visitaties is het noodzakelijk dat deze hun grondslag vinden in de statuten. Vervolgens wordt de visitatieprocedure uitgewerkt in een reglement, bijvoorbeeld onder de naam Reglement kwaliteitsvisitatie of Visitatiereglement. In kader 4.1 staan ter illustratie enkele bepalingen uit het reglement Kwaliteitsvisitaties van de Nederlandse Vereniging voor Obstetrie en Gynaecologie (NVOG).

Kader 4.1   Bepalingen uit het NVOG-reglement Kwaliteitsvisitaties

Visitatie wordt gedefinieerd als 'een ter plaatse te verrichten onderzoek naar het functioneren van de vakgroep/maatschap gynaecologen, met als doel een zo objectief mogelijk oordeel te verkrijgen over de kwaliteit van zorg geleverd door de vakgroep/maatschap gynaecologen, getoetst aan de Algemene Kwaliteitsnormen (maart 2000), die door de Ledenvergadering van de NVOG op 19 november 1999 te Arnhem zijn vastgesteld.
In het visitatierapport worden, indien daar aanleiding toe is:
– adviezen geformuleerd indien een op zich als 'goed' of 'voldoende' beoordeelde praktijkvoering op één of meer onderdelen zou kunnen worden verbeterd;
– zwaarwegende adviezen geformuleerd indien ten aanzien van één of meer onderdelen tekortkomingen zijn geconstateerd die in de naaste toekomst zouden moeten worden verbeterd en bij een volgende visitatie extra aandacht moeten krijgen;
– adviezen met rapportage geformuleerd indien ten aanzien van essentiële onderdelen zodanig ernstige tekortkomingen zijn geconstateerd, dat deze binnen nader aan te geven tijd zouden moeten zijn opgeheven;
– een advies tot (gedeeltelijke) hervisitatie na een bepaalde periode gegeven.

Afhankelijk van hetgeen precies in statuten en reglementen is bepaald, dienen de maatschapsleden – lees: leden van de vereniging – de aanbevelingen van de visitatiecommissie op te volgen. Formeel juridisch betekent dit dat men in de praktijk problemen kan hebben als een maatschapslid geen lid is van de vereniging. Op grond van de regelingen van de vereniging kan hij niet verplicht worden de aanbevelingen op te volgen. Het maatschapslid dat geen lid is van de vereniging, kan overigens wel op grond van de arbeids- of toelatingsovereenkomst en het Document Medische Staf gehouden zijn de aanbevelingen in acht te nemen.

Daar komt bij dat sinds 1 januari 2005 deelname aan de kwaliteitsvisitatie door de eigen wetenschappelijke vereniging verplicht is voor de individuele herregistratie van medisch specialisten in het kader van de Wet BIG. Om die reden verdient het aanbeveling dat wetenschappelijke verenigingen in hun statuten en/of reglementen vastleggen dat zij ook met het oog op de herregistratie de maatschappen zullen visiteren en dat zij een beleid vaststellen voor het geval maatschappen of individuele leden de aanbevelingen niet opvolgen.

Ter illustratie volgt hier een voorbeeld uit de praktijk. In 2004 besloot de Nederlandse Vereniging voor Heelkunde een maatschap van het visitatieprogramma uit te sluiten vanwege de uitblijvende verbeteringen na meerdere visitaties. Het betrof hier een maatschap die reeds driemaal was gevisiteerd door drie verschillende visitatiecommissies. Alle keren was de conclusie dat er sprake was van een onvoldoende functionerende maatschap. De adviezen voor verbetering in het eerste en het tweede visitatierapport werden niet opgevolgd. Ook het derde visitatierapport bevatte (ten dele dezelfde) adviezen. Omdat de commissie Visitatie Niet-Opleidingsklinieken er echter geen enkel vertrouwen in had dat deze maatschap de adviezen over zou nemen, besloot zij de maatschap van het reguliere visitatieprogramma uit te sluiten. In een begeleidende brief bij het visitatierapport werd de maatschap medegedeeld dat de vereniging afzag van toekomstige kwaliteitsbezoeken aan de groep, tenzij op uitdrukkelijke uitnodiging van de collega's zelve.

Gezien de eisen voor herregistratie, zullen de collega's hun verantwoordelijkheid dus moeten nemen.

4.2.2 AANBEVELINGEN VOOR VERBETERING

Uit het voorgaande volgt dat voor het bevorderen van de kwaliteit van het medisch handelen (een van de verenigingsdoelen) niet alleen de visitatie an sich van belang is, maar juist de implementatie van de aanbevelingen van de visitatiecommissie. Een van de uitgangspunten van visitatie, expliciet bekrachtigd in het nieuwe visitatiemodel, is dat het een activiteit is die de professionele kwaliteit verder beoogt te verbeteren. Een van de exponenten van deze filosofie is dat elke visitatie resulteert in adviezen of aanbevelingen ter verbetering. Deze adviezen hebben veelal betrekking op aspecten van de zorgverlening of het maatschapsfunctioneren die niet optimaal verlopen of geregeld zijn, maar geen (directe) bedreiging vormen voor de te leveren kwaliteit. Omdat ze op lange termijn mogelijk wel een negatief effect kunnen hebben op de kwaliteit, wordt van maatschappen verwacht dat aanbevelingen voor verbetering worden opgevolgd. In de reguliere visitatiecyclus wordt de implementatie van aanbevelingen daarom normaliter na vijf jaar getoetst. Pas indien de visitatiecommissie van oordeel is dat de implementatie van adviezen niet kan wachten tot de volgende, reguliere visitatie of als de aanbevelingen niet worden opgevolgd, zal een wetenschappelijke vereniging tot actie overgaan en een maatregel toepassen. Overigens blijkt dat in de praktijk circa 50 procent van alle visitatieaanbevelingen wordt opgevolgd door maatschappen (Lombarts et al., 2005).

Een vereniging kan, mits daartoe bevoegd op basis van statuten en reglementen, een plan van aanpak volgen ten opzichte van de maatschap en eventueel ten opzichte van het individuele verenigingslid. Dat wordt in de volgende paragraaf besproken.

4.3 Maatregelen na een 'onvoldoende' kwaliteitsvisitatie

4.3.1 MAATREGELEN TEN AANZIEN VAN DE MAATSCHAP

Uit het verenigingsrecht blijkt dat wetenschappelijke verenigingen mogelijkheden hebben voor het opleggen van maatregelen aan hun leden. Indien zij hiertoe besluit, dient de wetenschappelijke vereniging in de verenigingsstatuten en -reglementen vast te leggen welke verplichtingen ze aan haar leden wil opleggen en welke maatregelen ze zal treffen als een lid de verplichtingen niet nakomt.

Hoewel maatschappen geen lid zijn van een wetenschappelijke vereniging, kunnen individuele leden verplicht worden zich te onderwerpen aan een visitatieregeling die gericht is op maatschappen. Omdat wetenschappelijke verenigingen de verantwoordelijkheid voelen en hebben toe te zien op het functioneren van beroepsgenoten (zie 'Medical professionalism in the new millennium' in *The Lancet*, 2002[10]) zoeken ze naar goede manieren om met ongewenste uitkomsten van een maatschapvisitatie om te gaan. Gepaste reacties van een vereniging kunnen preventief (het voorkomen van erger) of correctief (in het geval van aantoonbaar ondermaats presteren) van aard zijn. De maatregelen moeten passen bij de geconstateerde nalatigheden.

Het is raadzaam dat wetenschappelijke verenigingen beleid formuleren ten aanzien van de 'follow up' na een (of meerdere) onvoldoende visitatie(s). De verantwoordelijkheid van een wetenschappelijke vereniging voor het bewaken van de kwaliteit van handelen van de beroepsgroep noopt hiertoe. We geven hier enkele maatregelen ter overweging en discussie die onderdeel zouden kunnen zijn van een door de vereniging te formuleren visitatiebeleid gericht op maatschappen. Voor alle maatregelen geldt dat een vereniging ze slechts kan opleggen voor zover ze statutair zijn vastgelegd.
1. Het schriftelijk laten rapporteren over de noodzakelijke, doorgevoerde verbeteringen door de gevisiteerde maatschappen.
2. Het op korte termijn hervisiteren van een maatschap.
3. Het ondersteunen van een maatschap bij het doorvoeren van noodzakelijke verbeteringen.
4. Het doen van een melding van vermeend ondermaats presteren aan 'derden' in of buiten het ziekenhuis.

De genoemde maatregelen nemen in 'zwaarte' toe. Cruciaal is dat visitatie en kwaliteitsverbetering bij voorkeur en zo lang als mogelijk, intercollegiale

---

10 *The Lancet* 2002, p. 521: 'As members of a profession, physicians are expected to work collaboratively to maximize patients' care, be respectful of one another, and participate in the process of self-regulation, including remediation and discipline of members who failed to meet professional standards.'

activiteiten dienen te blijven. Slechts indien een maatschap bij herhaling niet voldoet aan de door de vereniging geformuleerde kwaliteitsnormen of -opvattingen en de visitatiecommissie er niet van kan overtuigen dat vertrouwen in de kwaliteit van het professionele handelen gerechtvaardigd is, zal het collegiale karakter doorbroken worden (zie punt 4).

1   Rapportage van doorgevoerde verbeteringen

Sommige adviezen moeten naar het oordeel van de visitatiecommissie op korte termijn worden opgevolgd. Hoewel verenigingen uitgaan van het 'zelfreinigend' vermogen van maatschappen, kan een visitatiecommissie een extra toetsingsmoment willen inbouwen indien het niet opvolgen van de adviezen de kwaliteit van de zorgverlening ernstig kan schaden. Bij een aantal wetenschappelijke verenigingen is het al beleid dat maatschappen gevraagd wordt na zes maanden schriftelijk verslag te doen van de gemaakte vorderingen.

2   Hervisitatie

Besloten kan worden een maatschap opnieuw te visiteren voordat de reguliere termijn van vijf jaar voorbij is, bijvoorbeeld na één of twee jaar. Ook deze maatregel wordt al gebezigd door verschillende wetenschappelijke verenigingen. De visitatie wordt herhaald teneinde na te gaan of de maatschap in staat is gebleken aan de hand van de aanbevelingen van de commissie zelf een verbetering te bewerkstelligen.

3   Begeleiding van de maatschap

Verenigingen kunnen maatschappen die voor een tweede maal onvoldoende scoren tijdens een visitatie, of maatschappen die in de beoordeling van de commissie (ook al bij een eerste visitatie) grove tekortkomingen laten zien in hun zorgverlening, maatschapsfunctioneren en/of professionele competenties, gedwongen begeleiden bij het verbeteren van de kwaliteit. De begeleiding kan worden geboden door de vereniging of op verenigingsoverstijgend niveau.

De Nederlandse Vereniging voor Cardiologie bijvoorbeeld maakt in haar visitatiebeleid een onderscheid tussen vakinhoudelijke, management-, interpersoonlijke en intrapersoonlijke tekortkomingen. Afhankelijk van de problematiek zal een maatschap in gesprek met een delegatie van het algemeen bestuur worden voorgesteld aanvullende bij- en nascholing te volgen, dan wel advies of begeleiding te vragen van een collega of een coach (individueel of voor de groep). De Nederlandse Vereniging voor Kindergeneeskunde heeft eerder geopperd haar leden de mogelijkheid van advisering door en/of in de vereniging te bieden.

Voor aanpak op verenigingsoverstijgend niveau kan worden gedacht aan een multidisciplinaire groep van specialisten, eventueel aangevuld met andere deskundigen, die op instigatie van (de plenaire visitatiecommissie van) elk van de 29 verenigingen kan worden ingeschakeld ter ondersteuning van maatschappen die na een visitatie zijn aangemerkt als (dreigend) ondermaats functionerend. Deze groep zou voor de geconstateerde problemen een oplossing kunnen (helpen) zoeken, bijvoorbeeld door middel van bemiddeling, ondersteuning of collegiaal advies. Belangrijk is dat deze groep nog steeds handelt onder de vlag van professionele kwaliteitsbevordering, om te voorkomen dat specialisten kopschuw worden en niet willen meewerken aan verbetering. Het is echter voorstelbaar dat ook deze positieve interventie geen effect heeft, de begeleidingsgroep geen vertrouwen krijgt of geen vertrouwen heeft in de levering van veilige en kwalitatief verantwoorde zorg door de betreffende maatschap. Dan moet een volgende stap genomen kunnen worden.

4 Ondermaats functioneren melden

Bij het uitblijven van verbetering en het voortbestaan van een voor de kwaliteit van zorg bedreigende situatie, zou een wetenschappelijke vereniging kunnen overwegen hiervan melding te doen bij verschillende instanties. In geval de onder 3 genoemde, multidisciplinair samengestelde groep actief is geweest en de gewenste resultaten zijn uitgebleven, kan zij dit rapporteren aan de verwijzende vereniging. De wetenschappelijke vereniging kan dan overwegen een melding te doen bij 'derden'.

Ten eerste kan het disfunctioneren gemeld worden aan het bestuur van de medische staf van het ziekenhuis waar de betrokken maatschap praktiseert. Met deze maatregel wordt benadrukt dat de zorg voor de professionele kwaliteit een belangrijke verantwoordelijkheid is voor het ziekenhuis (conform de Kwaliteitswet zorginstellingen). Tegelijkertijd wordt vastgehouden aan het collegiale karakter van de kwaliteitsvisitatie. Melding bij het stafbestuur van (bij herhaling gerapporteerde) negatieve visitatiebevindingen hoeft overigens niet te betekenen dat het stafbestuur ook het visitatierapport krijgt. De vereniging kan op die manier invulling geven aan haar collectieve verantwoordelijkheid om toezicht te houden op de kwaliteit van handelen van haar leden, zonder te interfereren in het beleid van de medische staf inzake het omgaan met disfunctionerende maatschappen. Voorwaarde is uiteraard dat de medische staf een dergelijk beleid heeft geformuleerd. Dit lijkt in veel Nederlandse ziekenhuizen te gebeuren, hoewel dit veelal gericht is op individuele collega's (Rodenburg et al., 2003). Voor een gedetailleerde bespreking van visitatie en medische staf verwijzen we naar hoofdstuk 6. Deze handelwijze voorkomt niet alleen (extra) belasting van de vereniging, maar ook dubbel werk en mogelijk tegenstrijdig beleid. De vereniging zal moeten bepalen wanneer zij overgaat tot het doen van een melding.

Ten tweede kan de blijvend negatieve kwaliteitssituatie in een maatschap gemeld worden bij de raad van bestuur. Deze handelwijze doet recht aan de integrale verantwoordelijkheid voor de kwaliteit van alle zorg die geboden wordt in en door een ziekenhuis. De keuze hiervoor betekent echter dat het intercollegiale karakter losgelaten wordt. Voor een nadere uitwerking van visitatie in relatie tot de raad van bestuur verwijzen we naar hoofdstuk 5.

Ten slotte kan de Inspectie voor de Gezondheidszorg ingeschakeld worden. In Canada hanteert men deze methode als laatste stap in het professionele kwaliteitsbeleid. De beroepsgroep aldaar maakt, na diverse pogingen om het probleem intercollegiaal aan te pakken, melding van de situatie bij de Inspectie. En niet meer dan dat. De melding kan beperkt blijven tot de mededeling dat de visitatiecommissie een negatief rapport heeft uitgebracht over het functioneren van maatschap X in ziekenhuis Y te Z. Het is dan aan de Inspectie zelf (opnieuw) onderzoek te doen naar het functioneren van de desbetreffende maatschap. Het visitatierapport en ook het eventuele werk van de multidisciplinaire begeleidingsgroep (zie 3) blijven daardoor vertrouwelijk. Het voordeel van dit beleid is dat de sterke punten zoals zelfregulering en kwaliteitsbevordering behouden kunnen blijven, terwijl verenigingen tegelijkertijd ook een antwoord hebben op die gevallen van disfunctioneren waarmee ze nu geen raad weten.

4.3.2 MAATREGELEN TEN AANZIEN VAN INDIVIDUELE LEDEN

Tijdens een maatschapsgerichte kwaliteitsvisitatie zou geconstateerd kunnen worden dat een individuele beroepsgenoot de verplichtingen uit de verenigingsstatuten niet nakomt. De uiterste maatregel die een wetenschappelijke vereniging bij gebleken disfunctioneren of nalatigheid kan opleggen, is het lid royeren. De Nederlandse Vereniging voor Cardiologie hanteert dit beleid: in het uiterste geval, na driemaal een onvoldoende visitatiescore, verliest de collega zijn lidmaatschap van de beroepsvereniging en uiteindelijk het recht om cardioloog te blijven (Cardiologen gaan straffen bij onvoldoende functioneren, 2005).

Een vereniging die haar grip op beroepsgenoten verliest, verliest echter ook de grip op de kwaliteit van de beroepsgroep. Het royeren van een lid komt het primaire doel van een vereniging, namelijk het behartigen van de belangen van de leden en het bevorderen van een kwalitatief verantwoorde beroepsuitoefening, niet ten goede. Mochten leden hun lidmaatschap opzeggen om zich te kunnen onttrekken aan eventuele maatregelen, dan treffen de maatregelen niet alleen geen doel aangezien de medisch specialist zijn handelen kan voortzetten, maar kunnen ook andere doelen van de vereniging niet worden bereikt, zoals het bevorderen van de kwaliteit van zorg.

4.4 Aansprakelijkheid van verenigingen

Met de keuze voor het (kunnen) opleggen van maatregelen aan leden, afhankelijk van de reikwijdte van de maatregelen, wordt de kwestie van aansprakelijkheid van een wetenschappelijke vereniging geïntroduceerd evenals het verzekeren van risico's die een vereniging loopt bij opstelling en uitvoering van visitatieprocedures en te nemen maatregelen.

Als een vereniging een kwaliteitsbeleid voert en een visitatieprocedure vastlegt die kan uitmonden in maatregelen, is de vereniging ervoor aansprakelijk dat de procedure zorgvuldig is opgesteld en dat de leden van de visitatiecommissie die zorgvuldig toepassen. Als een visitatie onzorgvuldig wordt uitgevoerd en dientengevolge wellicht onterecht tot een maatregel wordt besloten, kan een lid van een maatschap en mogelijk een gehele maatschap schade lijden. Een maatschap of een lid van de maatschap kan de vereniging voor die schade aansprakelijk stellen.

Bij aansprakelijkheid gaat het om schuld, schade en causaal verband. Kan een visitatie schade berokkenen aan maatschappen of individuele maatschapsleden? Dat lijkt in de huidige visitatiecontext moeilijk hard te maken. Wat betreft individuen is het denkbaar dat de maatschap, de medische staf of de raad van bestuur op basis van een negatieve visitatie-uitkomst of een door de vereniging opgelegde maatregel, de samenwerking met een maatschapslid niet langer wil voortzetten. Het visitatierapport kan dan een rol spelen in juridische procedures bij het Scheidsgerecht Gezondheidszorg inzake beëindiging van een toelatings- of arbeidsovereenkomst. Het visitatierapport dient ter ondersteuning van andere gegevens op grond waarvan het besluit tot beëindiging is genomen. Ook al is een visitatierapport mogelijk onzorgvuldig tot stand gekomen, dan zal dit niet gauw leiden tot een aansprakelijkheid van de vereniging voor bijvoorbeeld het ontslag van de medisch specialist. Hiervoor zijn immers meer gegevens noodzakelijk. Dit kan anders zijn als een directie het besluit uitsluitend op een ongunstig visitatierapport heeft gebaseerd. Dit is nog niet voorgekomen.

Het gaat in deze om civielrechtelijke aansprakelijkheid voor de gevolgen van genomen maatregelen ten nadele van maatschappen of individuele maatschapsleden. Voor verenigingen is in verband met deze aansprakelijkheid van belang dat er heldere, toetsbare afspraken worden gemaakt over de visitatieprocedure, over beroepsmogelijkheden en over het op zorgvuldige en vakkundige wijze opstellen van een visitatierapport en de daarin opgenomen maatregelen. Bij de keuze voor (correctieve) maatregelen jegens leden zullen verenigingen zich bewust moeten zijn van de mogelijke gevolgen en de aansprakelijkheid die daaruit voortvloeit. Essentieel daarbij is de vraag wat het primaire doel is van een wetenschappelijke vereniging en hoe ver zij wil dat haar verantwoordelijkheden reiken.

Bestuursrechtelijke aansprakelijkheid kan in de toekomst ontstaan als er een keurmerk gekoppeld zou worden aan visitatie of indien de resultaten van een visitatie bepalend zouden worden voor financiering van specialistische of ziekenhuiszorg. Een dergelijk keurmerk kan een negatief effect hebben op patiëntenstromen. In Nederland lijkt deze werkelijkheid dichtbij te komen. De Orde van Medisch Specialisten heeft voorgesteld dat wetenschappelijke verenigingen overgaan tot certificatie van maatschappen (zie www.orde.artsennet.nl). Het certificaat zou overigens verder moeten gaan dan de kwaliteitsvisitatie. Ook het toepassen van de bestaande landelijke kwaliteitsinstrumenten, zoals richtlijnen, complicatieregistraties en indicatoren, wordt meegenomen. De bedoeling is dat door de certificering een maatschap zich van andere maatschappen onderscheidt. Hierdoor krijgt de certificering toegevoegde waarde en sluit zij aan bij de marktwerking en de contractering op kwaliteit. In de Verenigde Staten is het al dan niet geaccrediteerd of gecertificeerd zijn een voorwaarde voor vergoeding van zorg.

4.5 Toepassing op de casus

Zoals beschreven, zijn er voor verenigingen tal van mogelijkheden om het kwaliteitsniveau van de beroepsgroep te handhaven en/of te verbeteren. Op grond van art. 2:27, lid 4c, BW zal elke verplichting die de leden tegenover de vereniging hebben of de wijze waarop verplichtingen kunnen worden opgelegd, in de statuten en/of reglementen moeten zijn opgenomen.

In de casus wordt gesproken over het doen van een melding bij de Inspectie over het disfunctioneren van een individuele collega. Hiertoe is de vereniging derhalve gerechtigd mits in de statuten en/of reglementen het visitatiebeleid, inclusief de maatregelen naar aanleiding van de uitkomsten van de visitatie, zijn opgenomen. Melding bij de Inspectie dient dan expliciet als een van de mogelijke maatregelen te worden genoemd. Overigens kan de collega in de casus zich eenvoudig aan de maatregel onttrekken door zijn lidmaatschap van de wetenschappelijke vereniging op te zeggen. Dit is niet in het belang van de kwaliteit van de beroepsgroep noch van de vereniging. Het melding maken bij de Inspectie stelle men dan liever ook zo lang mogelijk uit; in de casus zou een (intensieve) begeleiding meer passen bij het doel van de vereniging.

4.6 Besluit

In de discussie over het opleggen van maatregelen aan leden is de vraag hoe ver een vereniging hierin moet gaan en met name of zij ertoe moet overgaan het collegiale karakter van visitatie te doorbreken. De kwaliteit van zorg wordt immers niet alleen bewaakt door de wetenschappelijke vereniging en haar regels. Ook de arbeids- of toelatingsovereenkomst, het Document Medische Staf, het reglement Disfunctionerend medisch specialist, de Wet BIG en de Kwaliteitswet zorginstellingen bevatten bepalingen die het nemen van maatregelen mogelijk maken jegens individuele medisch specialisten. Indien de wetenschappelijke verenigingen visitaties goed uitvoeren en de gevisiteerden de aanbevelingen voor verbetering opvolgen, kan voorkomen worden dat de daartoe bevoegde instanties, zoals ziekenhuisdirecties, medische staven, tuchtcolleges en Inspectie maatregelen moeten treffen. Hier geldt bij uitstek het adagium: voorkomen is beter dan genezen.

Aanbevelingen

- Wetenschappelijke verenigingen worden geadviseerd hun huidige verenigingsstatuten kritisch te evalueren op een goede verankering van het huidige of nieuw te formuleren (visitatie)beleid.
- Wetenschappelijke verenigingen worden geadviseerd beleid te formuleren voor de follow up van maatschappen na een (of meerdere) onvoldoende visitatie(s). Het adagium 'voorkomen is beter dan genezen' is hierbij leidend.
- Met het vastleggen van (correctieve) maatregelen jegens leden op basis van negatieve visitatiebevindingen neemt de kans op aansprakelijkstelling van wetenschappelijke verenigingen toe. Verenigingen doen er verstandig aan nog eens goed te kijken naar de zorgvuldigheid van hun visitatieprocedures.

Literatuur

Cardiologen gaan straffen bij onvoldoende functioneren. Medisch Contact 2005; 2:49.
Everdingen JJE van, et al., redactie. Evidence-based richtlijnontwikkeling. Houten: Bohn Stafleu Van Loghum, 2004.
Freidson E. Professionalism, the third logic. Oxford, UK: Blackwell publishers, 2001.
Lombarts MJMH, Klazinga NS, Redekop K. Measuring the perceived impact of facilitation on implementing recommendations from external assessment: lessons from the Dutch visitatie program for medical specialists. Journal of Eval in Clinical Practice 2005 (in press).
Medical professionalism in the new millennium: a physician's charter. The Lancet 2002;359:520-2.
Rodenburg CJ, Bronkhorst CA, Heins-van Valburg A. De raad van bestuur, stafbestuur en professionele fouten. Medisch Contact 2003;16:621.
www.orde.artsennet.nl

Volledig met de billen bloot?

De raad van bestuur van het Boerhoven Ziekenhuis te Olde Kampen heeft overleg met de medische staf over de kwaliteitsvisitaties door de wetenschappelijke verenigingen van de erkende medische specialismen. De raad van bestuur beschouwt de bewaking en de bevordering van de kwaliteit van de medisch-specialistische zorg als een belangrijk thema en voelt zich hiervoor medeverantwoordelijk. De Kwaliteitswet zorginstellingen eist immers dat het ziekenhuis verantwoorde zorg van goede kwaliteit levert. Deze verplichting is geformuleerd als taak en verantwoordelijkheid van het ziekenhuis. Dit komt ook tot uitdrukking in de model-toelatingsovereenkomst voor medisch specialisten in een ziekenhuis (MTO). De raad van bestuur vindt het daarom niet alleen redelijk, maar gezien zijn eindverantwoordelijkheid voor de kwaliteit van de patiëntenzorg ook noodzakelijk dat de visitatierapporten integraal aan de raad van bestuur vertrouwelijk ter inzage worden gegeven.

De medische staf stelt zich op het standpunt dat de visitatierapporten eigendom zijn van de opdrachtgevers, namelijk de maatschappen en/of de specialisten die daar deel van uitmaken en dat die bepalen of de raad van bestuur inzage krijgt in de visitatierapporten. Bij een peiling onder de maatschappen is duidelijk geworden dat daarvoor geen enkele animo bestaat. De medische staf denkt erover dit verschil van mening voor te leggen aan een mediator. Wat is wijsheid?

Hoofdstuk 5

VISITATIE EN HET ZIEKENHUISBESTUUR

J.L.M. van de Klundert, W.L.R. Kuipers en R.W. Verrips

KERNBOODSCHAPPEN

- Visitatie is een vorm van peer review. Het visitatierapport wordt aan de maatschap uitgebracht en die bepaalt wat ermee gebeurt.
- Omdat ook het ziekenhuis, in het bijzonder de raad van bestuur, verantwoordelijkheid draagt voor de kwaliteit van de medisch-specialistische zorg, is het raadzaam – en ook gebruikelijk – dat er afspraken worden gemaakt over wat er met de resultaten van kwaliteitsvisitaties gebeurt.
- Deze afspraken kunnen in een overeenkomst tussen het ziekenhuis en de maatschap worden vastgelegd (Document Medische Staf), maar ook de toelatingsovereenkomst tussen het ziekenhuis en de individuele specialist leent zich daarvoor. Volgens de model-toelatingsovereenkomst is de medisch specialist gehouden de raad van bestuur naar beste vermogen informatie te verschaffen over de uitkomsten van de verrichte visitatie.
- Het verdient aanbeveling voor alle in het ziekenhuis werkzame maatschappen en specialisten op dezelfde wijze te regelen hoe de uitkomsten van visitaties aan de raad van bestuur kenbaar worden gemaakt.
- Het minimum is dat de conclusies en aanbevelingen van het visitatierapport vertrouwelijk aan de raad van bestuur ter inzage worden gegeven en worden besproken.
- De raad van bestuur zal de uitkomsten van de visitatie niet zonder aanleiding en bij voorkeur met instemming van de maatschap ter beschikking stellen van de raad van toezicht van het ziekenhuis.
- Het is de bedoeling dat op termijn een ziekenhuis pas geaccrediteerd zal kunnen worden indien alle maatschappen in het ziekenhuis (met goed gevolg) zijn gevisiteerd.
- De Kwaliteitswet zorginstellingen (art. 5) verplicht ziekenhuizen jaarlijks over hun kwaliteitsbeleid en de resultaten ervan te rapporteren.

5.1 Inleiding en probleemstelling

Voor de medisch-specialistische maatschappen in Nederland is de kwaliteitsvisitatie sedert meer dan vijftien jaar niet meer weg te denken. Na de eerste schreden op dit pad door de Nederlandse Vereniging voor Heelkunde in 1989 hebben de meeste wetenschappelijke verenigingen inmiddels twee of drie keer de maatschappen[11] van de eigen discipline in de ziekenhuizen

---

11 Medisch specialisten werken veelal in georganiseerd verband. Hiervoor worden verschillende benamingen gebezigd, zoals maatschap, vakgroep, praktijk, discipline en afdeling. Teneinde de leesbaarheid te verbeteren is in dit boek gekozen voor de meest gebruikte naam: de maatschap. We schrijven dus over maatschappen, waarbij alle andere organisatievormen inbegrepen zijn.

gevisiteerd. In dit hoofdstuk worden de juridische aspecten en consequenties van visitatie die relevant zijn in de verhouding tussen raad van bestuur, management en medisch specialisten besproken aan de hand van de volgende vragen.
- Welke rol heeft de raad van bestuur bij een visitatie?
- Op welke wijze wordt de raad van bestuur in kennis gesteld van de uitkomsten van de visitatie?
- Welke positie heeft de raad van toezicht bij een visitatie?
- Is de raad van bestuur van een ziekenhuis verplicht een visitatierapport aan de Inspectie voor de Gezondheidszorg ter hand te stellen als deze dat eist?
- Is er verschil tussen de vrijgevestigde medisch specialist en de medisch specialist in dienstverband?
- Hoe past visitatie in het kwaliteitssysteem van het ziekenhuis?

De probleemstelling die voor de beschouwingen in dit hoofdstuk centraal staat is de volgende.
Welke juridische betekenis heeft visitatie in de ziekenhuiscontext vanuit het perspectief van het ziekenhuisbestuur?

5.2 De raad van toezicht en het kwaliteitsbeleid van het ziekenhuis

Artikel 2 van de Kwaliteitswet zorginstellingen (kortweg de Kwaliteitswet) bepaalt: 'De zorgaanbieder biedt verantwoorde zorg aan. Onder verantwoorde zorg wordt verstaan zorg van goed niveau, die in ieder geval doeltreffend, doelmatig en patiëntgericht wordt verleend en die afgestemd is op de reële behoefte van de patiënt.'

Het ziekenhuis krijgt hiermee de verantwoordelijkheid voor de medisch-specialistische zorg die door de ziekenhuisorganisatie wordt gegeven; in het ziekenhuis of elders, maar behorend tot het ziekenhuis. De raad van toezicht houdt integraal toezicht op het beleid van de raad van bestuur en op de algemene gang van zaken in het ziekenhuis. Daardoor is de raad van toezicht verantwoordelijk voor wat de raad van bestuur doet en nalaat. Bovendien staat hij de raad van bestuur met adviezen terzijde. Het is aan de raad van bestuur om rekening te houden met het belang van het ziekenhuis, het belang van allen die bij het ziekenhuis betrokken zijn en het maatschappelijk belang. De raad van toezicht toetst of de raad van bestuur deze afwegingen zorgvuldig heeft gemaakt. Volgens de statuten van de meeste ziekenhuizen bestuurt de raad van bestuur en ziet de raad van toezicht daarop toe. De precieze onderlinge verhoudingen worden in de statuten van de ziekenhuisorganisatie bepaald.

In het kader van de visitatie is de plaats van de raad van toezicht een afstandelijke: in principe ligt de verantwoordelijkheid voor het gehele ziekenhuis, inclusief de kwaliteitsactiviteiten, bij de raad van bestuur. Het moet wel duidelijk zijn wat de raad van toezicht wel en niet heeft gedaan om verantwoorde zorg mede te waarborgen. Het afleggen van verantwoording over het gevoerde beleid is vooral van belang als er sprake lijkt van het leveren van onverantwoorde zorg. Als de raad van bestuur nalaat de raad van toezicht daarover te informeren, kan er sprake zijn van ontoereikend of zelfs onbehoorlijk bestuur.

De raad van bestuur is de eerstverantwoordelijke en aanspreekbare bestuurslaag voor de medisch specialist, zowel individueel als collectief. Daarom blijft de raad van toezicht bij de visitatie op afstand en krijgt hij niet zonder aanleiding de beschikking over visitatieresultaten. De raad van bestuur zal de maatschap van tevoren om toestemming vragen om de raad van toezicht op deze wijze te informeren, en de aanleiding daarvoor verduidelijken en motiveren.

5.3 De raad van bestuur en de kwaliteit van de patiëntenzorg

Zoals gezegd, is het ziekenhuis als rechtspersoon eindverantwoordelijk voor de medisch-specialistische zorg. De statutaire bestuurder, de raad van bestuur of directie, heeft daarom adequate informatie nodig met betrekking tot de uitkomsten van de in het ziekenhuis verrichte kwaliteitsbeoordelingen. Hieronder vallen de opleidingsvisitaties die sedert 1966 plaatsvinden voor het verkrijgen en het behouden van de opleiding tot medisch specialist van een van de erkende medische specialismen, en de kwaliteitsvisitaties. De kwaliteitsvisitaties vinden bij alle wetenschappelijke verenigingen plaats en worden steeds verder geperfectioneerd (zie hoofdstuk 1).

Afgezien van deze (externe) visitaties, vinden ook steeds vaker interne visitaties plaats, door collega's uit het eigen ziekenhuis. Beide vormen van visitatie zijn uitingen van het 'zelfreinigend' vermogen van de beroepsgroep en dragen bij aan het behoud en zo mogelijk de bevordering van de kwaliteit van de medisch-specialistische zorg.

5.3.1 DE ROL VAN DE RAAD VAN BESTUUR BIJ VISITATIES

De raad van bestuur is verantwoordelijk en aansprakelijk voor de geleverde zorg. Deze eindverantwoordelijkheid van het ziekenhuis voor het leveren van verantwoorde zorg rechtvaardigt de rechtstreekse betrokkenheid van de raad van bestuur bij de visitaties. Niet alleen voor en tijdens de visitatie, maar ook in het natraject, waarin zo nodig maatregelen (moeten) worden genomen ter verbetering van de kwaliteit van de medisch-specialistische zorg op grond van het advies en/of de aanbevelingen van de visitatiecommissie. In tabel 5.1 is schematisch weergegeven welke rol de raad van bestuur zou kunnen of moeten spelen in elke fase van de visitatie.

Tabel 5.1   (Mogelijke) rol van de raad van bestuur in elke fase van de visitatie

Voorbereiding van de visitatie	Visitatiedag	Rapportage van de visitatiebevindingen	Natraject
De raad van bestuur wordt gevraagd aan de visitatie mee te werken. De raad van bestuur stelt algemene gegevens over het ziekenhuis beschikbaar.	De raad van bestuur heeft een gesprek met de visitatiecommissie. De medisch specialisten die worden gevisiteerd, maken met de visitatiecommissie 'hun ronde' door het ziekenhuis en bezoeken voor de maatschap relevante afdelingen.	De raad van bestuur krijgt van de gevisiteerde maatschap vertrouwelijk informatie omtrent de uitkomsten van de visitaties.	Er vindt (geen) terugkoppeling plaats naar de raad van bestuur van eventuele verbeteringen op basis van het visitatierapport. De raad van bestuur faciliteert op verzoek van de maatschap de invoering van de aanbevelingen voor verbetering.

Artikel 5 van de Kwaliteitswet eist dat ziekenhuizen een kwaliteitsjaarverslag opstellen en ter openbare inzage leggen. In het verslag wordt verantwoording afgelegd over 'de frequentie waarmee en de wijze waarop binnen de instelling kwaliteitsbeoordeling plaatsvindt en het resultaat daarvan'. Deze bepaling in de Kwaliteitswet en de eerder aangehaalde verantwoordelijkheid voor de kwaliteit van zorg in artikel 2 van dezelfde wet, rechtvaardigen dat de raad van bestuur en het bestuur van de medische staf het visitatierapport vertrouwelijk en ten minste beperkt, namelijk alleen de conclusies en aanbevelingen, kunnen inzien. De Kwaliteitswet is belangrijk genoeg om de aanbeveling te doen een landelijke gedragslijn op te stellen ten aanzien van de open(baar)heid van visitatierapporten door de Orde van Medisch Specialisten en de wetenschappelijke verenigingen, in samenspraak met de NVZ Vereniging van Ziekenhuizen. Vooruitlopend daarop is de aanbeveling om alleen het advies en/of de aanbevelingen aan de raad van bestuur en het bestuur van de medische staf, uitsluitend ter informatie, vertrouwelijk ter inzage te geven, maar in een gezamenlijke vergadering van raad van bestuur, (bestuur) medische staf en maatschap wel het gehele rapport te bespreken.

Ook in de model-toelatingsovereenkomst voor medisch specialisten in het ziekenhuis (zie ook kader 5.1) wordt aangedrongen op het kenbaar maken van de visitatieresultaten: 'Op verzoek van de raad van bestuur en het bestuur van de medische staf [zal] de medisch specialist naar beste vermogen informatie verstrekken omtrent de uitkomsten van de verrichte visitaties.' Hoewel deze formulering vraagt om verduidelijking van 'naar beste vermogen', 'informatie verstrekken' en 'de uitkomsten van de verrichte visitaties', is de onderliggende boodschap helder. Maatschappen worden geacht enige openheid te betrachten over de resultaten van de visitatie.

Het lijkt onredelijk een raad van bestuur geen inzage te geven in uitkomsten van kwaliteitsbeoordelingen, terwijl die wel de eindverantwoordelijkheid voor de geleverde zorg draagt. Desalniettemin kan de raad van bestuur zich niet onttrekken aan de verantwoordelijkheid voor de kwaliteit van zorg, als hij geen inzage krijgt in het (volledige) visitatierapport. De verantwoordelijkheid van de raad van bestuur bestaat ook zonder de visitatie.

Kader 5.1

In de model-toelatingsovereenkomst voor medisch specialisten in het ziekenhuis, gezamenlijk opgesteld door de NVZ vereniging van ziekenhuizen en de Orde van Medisch Specialisten is onder meer het volgende bepaald.
- 'De medisch specialist is verantwoordelijk voor het primaire proces en de daarmee samenhangende praktijkvoering.'
- 'De raad van bestuur van het ziekenhuis is verantwoordelijk voor de leiding en de continuïteit van het Geïntegreerd Medisch-Specialistisch Bedrijf.'
- 'De medisch specialist neemt bij zijn/haar werkzaamheden de zorg van een goed hulpverlener in acht en handelt daarbij overeenkomstig de op hem/haar rustende verantwoordelijkheid, voortvloeiend uit de voor medisch specialisten van zijn/haar specialisme geldende medisch professionele standaard als bedoeld in de Wet op de geneeskundige behandelingsovereenkomst. Hij/zij draagt daarbij zorg dat hij/zij blijft beschikken over de kennis en kunde die voor een goede uitoefening van zijn/haar werkzaamheden noodzakelijk zijn.'
- 'De medisch specialist verbindt zich in het kader van de uitoefening van zijn/haar werkzaamheden in het ziekenhuis mee te werken aan het kwaliteitsbeleid in het ziekenhuis, waaronder in elk geval wordt begrepen medewerking aan accreditatie, visitatie, intercollegiale toetsing, onderzoek en behandeling van klachten, bij- en nascholing, patiëntenbegeleiding, coördinatie van medisch-specialistische zorg en documentatie.'
- 'De medisch specialist verbindt zich voorts om binnen redelijke grenzen zijn/haar medewerking te verlenen aan beleids- en organisatieontwikkeling, medisch professionele ontwikkeling en relatiebeheer. In onderling overleg tussen het ziekenhuis en de medisch specialisten kunnen in het Document Medische Staf afspraken worden gemaakt over managementparticipatie door de medisch specialist.'
- 'Op verzoek van de raad van bestuur en/of het stafbestuur zal de medisch specialist naar beste vermogen informatie verstrekken omtrent de uitkomsten van verrichte visitaties, intercollegiale toetsing etc.'
- 'In het Document Medische Staf kunnen hieromtrent nadere afspraken worden opgenomen.'

In de toelichting hierbij is bepaald:
'De medisch specialist verstrekt de in de laatste alinea bedoelde informatie die de raad van bestuur nodig heeft in het kader van de uitvoering van de Kwaliteitswet zorginstellingen, vertrouwelijk aan de raad van bestuur en het stafbestuur. Deze gegevens zullen niet zonder toestemming van de betreffende medisch specialist aan derden worden verstrekt.'

Het ziekenhuis als rechtspersoon is voor medisch specialisten in dienst van het ziekenhuis verantwoordelijk én aansprakelijk voor hun handelen én nalaten. Het verschil tussen medisch specialisten in dienstverband en vrijgevestigde medisch specialisten lijkt met name te bestaan in de afdwingbaarheid van de visitatieaanbevelingen. Bij specialisten in dienstverband heeft de raad van bestuur arbeidsrechtelijke sanctiemogelijkheden. In de toelatingsovereenkomst van vrijgevestigde specialisten kan evenwel net zo goed worden vastgelegd wat op dit punt de wederzijdse rechten en plichten zijn.

Overigens is voor alle medisch specialisten de vraag relevant hoe en in welke mate de medisch specialist aanspreekbaar is op de resultaten van de visitatie. De huidige ontwikkeling is dat medisch specialisten zich steeds meer extern moeten verantwoorden. Het visitatierapport kan dan niet zonder meer vertrouwelijk blijven. De ontwikkelingen gaan snel, het lijkt goed daarop te anticiperen en te kijken waar de kwaliteit van het eigen handelen en dat van de directe omgeving gebaat is bij open(baar)heid. Het verdient aanbeveling het visitatierapport, althans de conclusies en adviezen, in een gezamenlijke vergadering van de maatschap, de raad van bestuur en het bestuur van de medisch staf te bespreken.

5.3.2 DE RAAD VAN BESTUUR EN DE INSPECTIE

De Inspectie voor de Gezondheidszorg houdt onder meer toezicht op de naleving van de Kwaliteitswet zorginstellingen en kan daarom de raad van bestuur om informatie vragen die betrekking heeft op de kwaliteit van de zorg, de organisatie, de verantwoordelijkheidstoedeling en het kwaliteitsbeleid. Daarmee is niet gezegd dat de Inspectie bevoegd is om visitatierapporten van maatschappen op te vragen. Daarover lopen de meningen uiteen. Het is zeker niet vanzelfsprekend dat de Inspectie dit doet. Ervan uitgaande dat de maatschap die gevisiteerd is, 'eigenaar' is van het visitatierapport, zou het verzoek van de Inspectie wellicht eerder moeten worden neergelegd bij de maatschap dan bij de wettelijk eindverantwoordelijke voor de kwaliteit van zorg, de raad van bestuur. Dit zou ook logisch zijn omdat men ervan mag uitgaan dat de Inspectie een dergelijk verzoek doet op basis van vermeend disfunctioneren van een of meer medisch specialisten van de maatschap. Het ligt dan voor de hand het verzoek aan hen te richten. Eenvoudig en eenduidig is het antwoord op deze vragen niet. Zo is het de vraag of de raad van bestuur het toestaat dat buiten hem om wordt gecommuniceerd over de kwaliteit van zorg en van degenen die haar leveren. In hoofdstuk 8 wordt op de rol van de Inspectie nader ingegaan.

5.4 Visitatie als onderdeel van het kwaliteitssysteem van het ziekenhuis

Visitatie is een vorm van intercollegiale kwaliteitstoetsing. Gezien vanuit de Kwaliteitswet zorginstellingen dienen visitaties deel uit te maken van het totale kwaliteitssysteem van het ziekenhuis. De zorgaanbieder (het ziekenhuis) dient verantwoorde zorg aan te bieden (art. 2), daartoe de vereiste organisatie in het leven te houden en het vereiste beleid te voeren (art. 3), te werken aan systematische toetsing en verbetering van de kwaliteit (art. 4) en openbare verantwoording af te leggen (art. 5). Aangezien de medisch specialisten onderdeel van het ziekenhuis zijn, gelden deze verplichtingen ook voor hen. Het rechtstreekse gevolg is dat visitaties – ook al ligt het initiatief daartoe buiten het ziekenhuis, namelijk bij de wetenschappelijke vereniging – ook deel uitmaken van organisatie en beleid op het gebied van kwaliteit.

Afgezien van deze professionele, specialismespecifieke kwaliteitstoetsingen is de laatste vijftien jaar, vooral sedert de Leidschendamse kwaliteitsconferenties, de interesse van de ziekenhuiswereld voor (andere) kwaliteitsbeoordelingen groter geworden. Het huidige aanbod aan beoordelingssystemen is dermate groot dat de roep om stroomlijning steeds luider klinkt. Een groot Nederlands ziekenhuis kent anno 2005 per vijf jaar 29 kwaliteitsvisitaties, een groot aantal opleidingsvisitaties (afhankelijk van het aantal opleidingen dat een ziekenhuis heeft), CCKL-audits voor de laboratoria, HKZ-toetsingen voor de dialyse, HACCP-controle voor de keuken en het restaurant, ISO-certificatie voor radiotherapie/oncologie en de ziekenhuisbrede audit door het NIAZ.[12] Voor de meeste medisch specialisten zijn de visitaties voor de beroepsinhoudelijke en aan opleiding gerelateerde beoordelingen en de NIAZ-accreditatie van het gehele ziekenhuis de belangrijkste toetsingen.

In 1989 hebben de Stichting Proefproject Accreditatie (PACE) (de voorloper van het huidige Nederlands Instituut voor Accreditatie van Ziekenhuizen) de Landelijke Specialistenvereniging/Orde van Medisch Specialisten en de Nederlandse Vereniging voor Heelkunde (NVVH) gekeken naar de afstemming van de PACE-normen op de visitatie en de kwaliteitsnormen van de NVVH. Dit onderzoek kwam voort uit de behoefte zoveel mogelijk doublures tussen de verschillende systemen te voorkomen. Met name het over en weer gebruikmaken van beschikbare gegevens zal steeds belangrijker zijn om energieverlies en demotivatie te voorkomen. Uit de genoemde vergelijking is gebleken dat het systeem van visitatie en het systeem van accreditatie grotendeels complementair zijn. Een zekere overlap is geen probleem als het voor beide trajecten van belang is om het specifieke doel (inzicht in de kwaliteit van de medisch-specialistische zorg versus de kwaliteit van de ziekenhuisorganisatie) te bereiken.

Omdat het NIAZ een accreditatie afgeeft als sprake is van 'een gerechtvaardigd vertrouwen in de in het ziekenhuis geleverde zorg', is de visitatie daarvoor van groot belang. Omdat visitatie een beroepsgerichte, onderlinge beoordeling van en door de medisch specialisten is, past visitatie prima in een ziekenhuisbreed accreditatiesysteem. Het is de bedoeling dat een ziekenhuis, zij het over enige tijd, pas kan worden geaccrediteerd indien alle maatschappen in het ziekenhuis (met goed gevolg) zijn gevisiteerd. Dit is een besluit dat het NIAZ, bestuurlijk, in overleg met alle betrokken partijen, moet nemen. Het mes snijdt dan aan twee kanten: de visitaties hebben een grote impact op de beoordeling van het ziekenhuis en de medisch specialisten krijgen medeverantwoordelijkheid voor het al dan niet behalen van de

---

12   CCKL = Stichting voor de bevordering van de kwaliteit van het laboratoriumonderzoek en voor de accreditatie van laboratoria op het gebied van de gezondheidszorg; HKZ = Stichting voor Harmonisatie van Kwaliteitssystemen in de Zorg; HACCP = Hazard Analysis and Critical Control Points; ISO = International Standardization Organization; NIAZ = Nederlands Instituut voor de Accreditatie van Ziekenhuizen.

accreditatie. Hiermee wordt ook het realiseren van onderlinge uitwisseling van gegevens tussen accreditatie en visitatie in een nieuw en helder licht gesteld.

5.5 Toepassing op de casus

De indruk bestaat dat in de meeste ziekenhuizen de juridische discussie over het al dan niet ter inzage geven van het visitatierapport aan de raad van bestuur (en het stafbestuur) al is afgesloten. Al dan niet vastgelegd in afspraken of overeenkomsten worden de meeste raden van bestuur geïnformeerd over de visitaties. Desalniettemin kunnen zich nog steeds situaties voordoen zoals beschreven in de casus aan het begin van dit hoofdstuk. Juristen zullen ter verdediging van het standpunt van de raad van bestuur met name een beroep doen op de Kwaliteitswet zorginstellingen en de daarin geformuleerde eindverantwoordelijkheid van de raad van bestuur voor de kwaliteit van de geleverde zorg. Bovendien stelt artikel 5 van de Kwaliteitswet expliciet dat ziekenhuizen verplicht zijn jaarlijks een kwaliteitsverslag te overleggen waarin ook staat op welke wijze de kwaliteit is beoordeeld en waarin de resultaten van deze beoordeling staan. De Kwaliteitswet biedt met andere woorden een goede grond voor de claim van de raad van bestuur om in de resultaten van de visitatie gekend te worden. Ook in de model-toelatingsovereenkomst staat dat een maatschap de raad van bestuur naar beste vermogen dient te informeren over de resultaten van een visitatie. Overigens bepalen ziekenhuis en specialisten gezamenlijk of deze model-toelatingsovereenkomst lokaal wordt overgenomen. Hoewel de modelovereenkomst dus geen algemene verplichting betreft, geeft de voorgestelde formulering wel een gewenste richting aan.

Aan de andere kant is er de medische staf die zich terecht beroept op het feit dat het visitatierapport eigendom is van de gevisiteerde maatschap en dat het gebruikelijke beleid van de wetenschappelijke verenigingen is de rapporten vertrouwelijk aan de gevisiteerden toe te sturen. Blijkbaar wordt dit nodig gevonden voor het instandhouden van een goed functionerend collegiaal visitatiesysteem. Een klimaat van veiligheid is onontbeerlijk. Immers, alleen indien specialisten bereid zijn het werkelijke functioneren van hun maatschap te bespreken met de visitatiecommissie, kan visitatie een toegevoegde waarde hebben.

Aanbevelingen

- Het verdient aanbeveling dat de Orde van Medisch Specialisten en de wetenschappelijke verenigingen, in samenspraak met de NVZ vereniging van ziekenhuizen een landelijke gedragslijn opstellen ten aanzien van de openbaarmaking van visitatierapporten, in het bijzonder de wijze waarop raden van bestuur en besturen van medische staven van ziekenhuizen van de uitkomsten van visitaties deelgenoot worden gemaakt.
- Maatschappen wordt aanbevolen om ten minste de conclusies en aanbevelingen uit het visitatierapport vertrouwelijk ter beschikking te stellen aan de raad van bestuur en het stafbestuur en deze conclusies en aanbevelingen dan wel het gehele visitatierapport in een gezamenlijke vergadering van de raad van bestuur, bestuur medische staf en maatschap vertrouwelijk te bespreken.
- Medisch specialisten zullen zich steeds meer extern moeten verantwoorden. Het is goed daarop te anticiperen en te kijken waar de kwaliteit van het eigen handelen en dat van de directe omgeving gebaat is bij open(baar)heid.
- Het is belangrijk dat kwaliteitsvisitaties van maatschappen worden gezien als onderdeel van de kwaliteitsorganisatie en het kwaliteitsbeleid van het ziekenhuis. Ook dat is een argument om in het ziekenhuis openheid te betrachten omtrent de uitkomsten van visitaties.

De kunst van het binnenhouden van de vuile was
Een tweemansmaatschap wordt – volgens de systematiek van de wetenschappelijke vereniging – periodiek gevisiteerd. Het betreft een kwaliteitsvisitatie in een klein perifeer ziekenhuis. Alhoewel de visitatiecommissie de kwaliteit van zorgverlening door de maatschap acceptabel noemt, spreekt zij zich minder positief uit over de onderlinge verschillen op het vlak van de patiëntenzorgverlening. Het maatschapscontract is summier en bevat geen afspraken over de kwaliteit van zorg. De visitatiecommissie krijgt niet echt de vinger achter de problematiek. Zij heeft signalen ontvangen dat één van de maten niet optimaal functioneert, maar het blijkt lastig die te objectiveren. Er zijn soms wel klachten of meldingen over patiëntenzorg die tot enige zorg aanleiding zouden moeten geven. Bij de laatste visitatie is de maatschap er weer redelijk doorheen gekomen, terwijl de visitatiecommissie de indruk had dat men niet van zins was om de 'vuile was' buiten te hangen en hierdoor de toch al broze onderlinge werkrelatie tussen de beide specialisten te verstoren. De visitatiecommissie signaleert slechts enige 'oppervlakkige' kwaliteitsproblemen in de maatschap. De beide maatschapsleden en ook de andere collega's kiezen er blijkbaar voor de lieve vrede te bewaren.
De medische staf heeft niet in zijn beleid verankerd dat de visitatierapporten standaard aan het bestuur van de staf moeten worden verstrekt, zodat het stafbestuur niet kan signaleren of er sprake is van sluimerende problemen, áls dit al tot uitdrukking zou komen in het visitatierapport. De raad van bestuur krijgt alleen van 'welwillende' maatschappen de visitatierapporten toegestuurd, zodat de raad in gevallen als dit verstoken blijft van informatie over het functioneren van de maatschap. De herregistratie van de leden van de medische staf verloopt eigenlijk als een soort automatisme; noch de collega-specialisten, noch het medisch stafbestuur, noch de raad van bestuur vervullen daar een rol in. In dit geval betekent het dat de ongewenste situatie in de tweemansmaatschap niet aan het licht komt; de problematiek blijft onveranderd voortduren.

Hoofdstuk 6

VISITATIE EN DE BETEKENIS VOOR MEDISCHE STAF, MAATSCHAP EN MEDISCH SPECIALIST

Ph.S. Kahn, J.F. Admiraal, J.J.E. van Everdingen en C.D. van Duyn

KERNBOODSCHAPPEN

- Een gevisiteerde maatschap (of solistisch werkend medisch specialist) bepaalt in beginsel wat met het visitatierapport wordt gedaan.
- In de ziekenhuiscontext heeft de maatschap juridisch geringe betekenis. De rechtsverhouding met de individuele specialisten is geregeld in de toelatings- of arbeidsovereenkomst. De medisch specialist heeft ook veelal een rechtsverhouding met de medische staf. De verhouding tussen ziekenhuis en medische staf kan zijn geregeld in het Document Medische Staf.
- Sinds 1 januari 2005 is deelname aan de kwaliteitsvisitatie verplicht in het kader van de individuele herregistratie. De inhoudelijke bevindingen en aanbevelingen hebben geen betekenis voor de vraag of de medisch specialist voor herregistratie in aanmerking komt.
- De model-toelatingsovereenkomst bepaalt dat de individuele specialist de raad van bestuur en het bestuur van de medische staf naar beste vermogen informatie verschaft over de uitkomsten van de verrichte visitatie. Het verdient aanbeveling dat dit gelijkelijk in alle toelatingscontracten wordt vastgelegd.
- Als beleid wordt aanbevolen dat de conclusies en aanbevelingen van het visitatierapport vertrouwelijk aan de raad van bestuur en het bestuur van de medische staf worden gezonden en dat in een gezamenlijke vergadering van de maatschap met stafbestuur en raad van bestuur de conclusies en aanbevelingen dan wel het hele visitatierapport vertrouwelijk worden besproken.
- De raad van bestuur heeft doorgaans geen juridische relatie met maatschappen. Als men de maatschap meer 'juridische relevantie' wil geven, kan de raad van bestuur overeenkomsten sluiten met de diverse maatschappen in het ziekenhuis. Kwaliteitsaspecten kunnen hierbij een belangrijk item vormen.

6.1 Inleiding en probleemstelling

Kwaliteitsvisitatie is een professionele activiteit die door en voor medisch specialisten wordt georganiseerd door de beroepsverenigingen. De meeste wetenschappelijke verenigingen stellen voor hun leden periodieke kwaliteitsvisitaties verplicht. Visitatie van maatschappen[13] heeft hierdoor een belangrijke functie. Bij de vraag welke betekenis de visitatie kan vervullen in

---

[13] Medisch specialisten werken veelal in georganiseerd verband. Hiervoor worden verschillende benamingen gebezigd, zoals maatschap, vakgroep, praktijk, discipline en afdeling. Teneinde de leesbaarheid te verbeteren is in dit boek gekozen voor de meest gebruikte naam: de maatschap. We schrijven dus over maatschappen, waarbij alle andere organisatievormen inbegrepen zijn.

de context van ziekenhuis, medische staf en maatschap, is het van belang zich te richten op de medisch specialisten die goed functioneren en bij wie de visitatie kan worden gebruikt om de kwaliteit van zorg nog verder te verbeteren, in plaats van het instrument visitatie te gebruiken voor de relatief kleine groep medisch specialisten die disfunctioneert.

Het besluit van het Centraal College Medische Specialismen (CCMS) van 9 februari 2004, vastgesteld door de minister van VWS en in werking getreden per 1 januari 2005 (zie www.knmg.nl > opleiding & registratie > colleges), brengt een koppeling aan tussen de individuele herregistratie en de visitatie, door de eis te stellen dat de medisch specialist moet aantonen te hebben deelgenomen aan het visitatieprogramma, wil hij in aanmerking komen voor herregistratie. Hierdoor heeft de visitatie een verplicht karakter gekregen. Hierin zou nog verder gegaan kunnen worden door ook de resultaten van de visitatie te betrekken bij de aanvraag en beoordeling van de herregistratie. De maatschap wordt thans geacht de in het visitatierapport geformuleerde aanbevelingen voor (kwaliteits)verbetering op te volgen. Het rapport bevat geen (afdwingbare) sancties.

In het kader van de visitatie worden verschillende partijen gehoord. De meeste wetenschappelijke verenigingen sturen het rapport alleen toe aan de gevisiteerde maatschap (of solistisch werkend medisch specialist) omdat het primair voor de medisch specialist(en) bedoeld is. Het rapport en de conclusies en aanbevelingen daarin hebben echter relevantie voor een grotere groep, te denken valt aan het bestuur van de (vereniging) medische staf[14], de raad van bestuur en zelfs aan partijen buiten het ziekenhuis. Toch zijn medisch specialisten er terughoudend mee het visitatierapport ter beschikking te stellen aan anderen, omdat het vertrouwelijke karakter dat eigen is aan de visitatie hiermee geweld wordt aangedaan en dit repercussies zou kunnen hebben. Hierdoor dreigt de openheid tijdens de visitatie onder druk te komen en wordt visitatie een minder waardevol instrument.

In dit hoofdstuk gaan we in op de betekenis van visitatie voor de medische staf, maatschap en medisch specialist. De centrale vraag van dit hoofdstuk luidt:

Welke juridische betekenis heeft visitatie in de ziekenhuiscontext voor de medische staf, de maatschap en de individuele medisch specialist?

6.2 De juridische betekenis van visitatie voor de medische staf

De medische staf heeft tot taak te zorgen voor kwaliteitsbewaking en -bevordering. Dit is een collectieve verantwoordelijkheid die vaak tot uitdrukking komt in de statuten van de vereniging medische staf. Deze kwaliteitstaak

---

14 Een medische staf is vaak georganiseerd in de vorm van een vereniging, met statuten en leden.

van de medische staf pleit voor en rechtvaardigt betrokkenheid van de staf bij de visitatie van maatschappen. In tabel 6.1 is schematisch weergegeven welke rol de medische staf of het stafbestuur in elke fase van de visitatie veelal hebben.

Tabel 6.1 (Mogelijke) rol van de medische staf of het stafbestuur in elke fase van de visitatie

Voorbereiding van de visitatie	Visitatiedag	Rapportage van de visitatiebevindingen	Natraject
(Het bestuur van) de medische staf wordt om medewerking bij de visitatie gevraagd.	Een delegatie van (het bestuur van) de medische staf voert een gesprek met de visitatiecommissie. Meestal worden (ook) collega's van een aanpalend specialisme hiervoor gevraagd.	Het bestuur van de medische staf krijgt vertrouwelijk informatie over de uitkomsten van de visitatie, indien hierover lokaal afspraken zijn gemaakt.	Afhankelijk van de lokale afspraken vindt er terugkoppeling plaats vanuit de maatschap naar (het bestuur van) de medische staf over de follow up na een visitatie en/of de implementatie van aanbevelingen uit het visitatierapport.

Het is lastig om deze (kwaliteits)taak juridisch 'handen en voeten' te geven. De visitatierapporten bieden hiervoor een ingang. De behoefte zal relatief groter zijn bij niet-opleidingspraktijken dan bij de opleidingspraktijken, omdat bij die laatste sancties, te weten niet-erkenning, voorhanden zijn in geval van een tekortschietend opleidingsklimaat.

De medische staf wordt vertegenwoordigd door het medisch stafbestuur. Het stafbestuur kan, behalve aan de verenigingsstatuten of het stafreglement, ook mogelijkheden en bevoegdheden ontlenen aan de toelatingsovereenkomst tussen ziekenhuis en medisch specialist en het daaraan verbonden Document Medische Staf.

De model-toelatingsovereenkomst uit 2000 bepaalt dat '*op verzoek van het bestuur en/of het stafbestuur (...) de medisch specialist naar beste vermogen* informatie [zal] verstrekken omtrent de *uitkomsten* van de verrichte visitaties (...)' (art. 2.7) (cursivering Kahn c.s.). Op grond hiervan hoeven dus alleen de uitkomsten (conclusies) te worden verstrekt en niet het integrale rapport. In het Document Medische Staf, behorend bij de toelatingsovereenkomst, kunnen stafbestuur en raad van bestuur hieromtrent nadere afspraken maken. Als van deze mogelijkheid gebruik wordt gemaakt, is de visitatie een bruikbaar instrument om de kwaliteit van zorg te (laten) monitoren. Overwogen kan worden om afspraken te maken over het overleggen van niet alleen de uitkomsten, maar het gehele rapport, en – voorts – niet alleen desgevraagd. In de toelichting op artikel 2.7 van de toelatingsovereenkomst staat dat deze informatie – in het kader van de uitvoering van de Kwaliteitswet zorginstellingen – vertrouwelijk wordt verstrekt aan het ziekenhuisbestuur en het stafbestuur en niet zonder toestemming van de specialist aan derden mag worden gegeven. Hiertoe bestaat in beginsel geen verplichting. Onder omstandigheden kan de Inspectie voor de Gezondheidszorg op grond van de Kwaliteitswet (de uitkomsten van) het rapport bij het ziekenhuisbestuur opvragen.

Ook in de statuten van de medische staf kunnen bepalingen worden opgenomen waardoor het staflid wordt verplicht het gehele visitatierapport aan de raad van bestuur van het ziekenhuis en/of het bestuur (vereniging) medische staf (stafbestuur) te overleggen.

Tegelijkertijd moet worden geconstateerd dat medisch specialisten reserves hebben om het visitatierapport zonder meer ter beschikking te stellen aan anderen (medisch stafbestuur, raad van bestuur) omdat hierdoor het vertrouwelijke karakter van de visitatie geweld wordt aangedaan en dit tot ongewenste (nadelige) gevolgen (sancties) zou kunnen leiden voor individuele medisch specialisten. Hierdoor wordt in de ogen van velen de primaire doelstelling van de visitatie, namelijk verbetering van de kwaliteit van zorg door middel van intercollegiale toetsing, aangetast. De visitatie wordt dan voor andere doeleinden gebruikt dan waarvoor ze in feite is bedoeld. Als dit juridisch zou worden afgedwongen, verdwijnt het vertrouwelijke karakter en bestaat de kans dat gevisiteerde maatschappen zich in de toekomst minder open zullen opstellen ten opzichte van de visitatiecommissie. Dat zou de waarde van het instrument van de visitatie aanzienlijk doen verminderen.

6.3 De juridische betekenis van visitatie voor de maatschap

De maatschap krijgt steeds meer verantwoordelijkheid met betrekking tot de bewaking en bevordering van de kwaliteit van zorg. Toch zijn maatschapscontracten nog vaak sterk financieel van karakter; zij bevatten zelden afspraken over de kwaliteit van zorg. De maatschapsverantwoordelijkheid wordt ook vertaald in een juridische verantwoordelijkheid en aansprakelijkheid van de afzonderlijke leden van de maatschap: een maat kan tuchtrechtelijk aansprakelijk worden gesteld voor het collectief falen van de maatschap (Meulemans, 2004). Mede door de 'platte' organisatiestructuur van de maatschap is het vaak moeilijk elkaar intercollegiaal aan te spreken op de (tekortschietende) kwaliteit van zorg. Visitatie, vooral de kwaliteitsvisitatie, biedt hiervoor een goed middel vanwege het collegiale karakter. Lastig is echter dat de visitatie vooral gericht is op de kwaliteit van zorgverlening door de maatschap en in mindere mate op de individuele maten. De visitatie zou 'dieper' moeten gaan en ook het functioneren van de leden van de maatschap evalueren, omdat dit alle maten – en het stafbestuur en de raad van bestuur – de mogelijkheid biedt de individuele kwaliteit van zorgverlening te beoordelen en waar wenselijk of nodig te helpen verbeteren. Toch lijkt de visitatie niet het meest geschikte instrument om het functioneren van de individuele specialist in kaart te brengen. Een visitatiecommissie heeft aan het einde van de visitatiedag niet van ieder maatschapslid een accuraat beeld. Een echt disfunctionerend lid van de maatschap wordt wel zichtbaar, maar daar is de visitatie niet voor ontworpen. Daarvoor dient primair de juridische relatie tussen het ziekenhuisbestuur en de individuele medisch specialist.

Over het algemeen bestaan er in het ziekenhuis geen afspraken (noch kwaliteitsbevorderend, noch afspraken die 'sancties' bevatten) tussen de raad van bestuur en de maatschappen over de kwaliteit van zorgverlening. Daarom kan worden gesteld dat de maatschap weliswaar feitelijk een heel belangrijk orgaan in het ziekenhuis is, maar juridisch in veel mindere mate.

Van belang is onzes inziens dat het stafbestuur en de raad van bestuur de maatschappen aanbiedt behulpzaam te zijn bij de uitvoering van de aanbevelingen in het visitatierapport. Dit kan zelfs als verplichting worden opgenomen in het toelatingscontract zodat beide partijen (raad van bestuur en medisch specialist) hierop kunnen terugvallen. De kwaliteit van de door de maatschap geleverde zorg wordt hierdoor ook een verantwoordelijkheid van de medische staf en de raad van bestuur.

6.4 De juridische betekenis van visitatie voor de medisch specialist

Voor individuele medisch specialisten vervult de visitatie een belangrijke functie omdat hij na zijn registratie elke vijf jaar (of eerder, indien daar redenen voor zijn) moet worden geherregistreerd. Hij moet volgens het Kaderbesluit CCMS daarvoor aantonen dat hij:
- in voldoende mate zijn medisch specialisme heeft uitgeoefend (gemiddeld 16 uur per week gedurende de daaraan voorafgaande periode van vijf jaar);
- voldoende deskundigheidsbevordering heeft gevolgd (gemiddeld 40 uur geaccrediteerde nascholing per jaar, gemeten over vijf jaar);
- heeft deelgenomen aan de kwaliteitsvisitatie van de desbetreffende wetenschappelijke vereniging volgens de systematiek van die wetenschappelijke vereniging.

Als de specialist niet of niet volledig aan de eisen voor herregistratie voldoet, kan de Medisch Specialisten Registratie Commissie (MSRC) besluiten tot een kortere periode van herregistratie (minder dan vijf jaar) of besluiten tot herregistratie onder voorwaarde dat een scholingsprogramma wordt gevolgd en met goed gevolg wordt afgerond.

Om voor herregistratie in aanmerking te komen is (sinds 1 januari 2005) ook deelname aan het visitatieprogramma verplicht, met als uitzonderingsclausule 'volgens de systematiek van die wetenschappelijke vereniging'. Maar hierin zou verder gegaan kunnen worden. Want deelname aan de kwaliteitsvisitatie zegt nog niet veel over de uitkomst daarvan en eventuele aanbevelingen voor verbetering, niet alleen ten aanzien van de maatschap, maar ook van de individuele medisch specialist. De herregistratie is momenteel vooral een papieren exercitie, terwijl zij een goed instrument kan zijn om de kwaliteit van de individuele zorgverlening te bewaken. Dit kan de maten – in voorkomende gevallen – helpen kwaliteitsproblemen in de maatschap bespreekbaar te maken en aan te pakken, maar is ook van groot belang voor de solistisch, buiten een maatschap, werkende medisch specialist die individueel wordt gevisiteerd. Door de inhoud van de visitatie te koppelen aan de herregistratie, zou de relatief 'sanctieloze' kwaliteitsvisitatie alsnog belangrijke individuele consequenties kunnen krijgen indien, volgens de wetenschappelijke vereniging, de kwaliteit van zorg langdurig te wensen overlaat.

Het is voorstelbaar dat hieromtrent bezwaren worden gevoeld, omdat dit de relatie tussen visiteur en gevisiteerde verscherpt en het vertrouwelijke karakter van de visitatie wordt aangetast. Immers, transparantie met betrekking tot de geleverde kwaliteit van zorg krijgt dan belangrijke consequenties, hetgeen effect zal kunnen hebben op de openheid waarmee bij een visitatie gegevens worden overgelegd en informatie wordt verstrekt. Daarentegen betekent de koppeling tussen visitatie en herregistratie dat de MSRC op individuele basis een keurmerk afgeeft voor de kwaliteit van zorg. Dit zou voor alle partijen, zowel in als buiten het ziekenhuis, buitengewoon waardevol kunnen zijn.

6.5 Toepassing op de casus

In deze casus was het vóór 2005 relevant of de specialisten door de wetenschappelijke vereniging verplicht werden medewerking te verlenen aan de visitatie; indien de desbetreffende wetenschappelijke vereniging deelname aan het visitatieprogramma verplicht had gesteld, maar de betrokken specialisten daar geen lid van waren, dan was deelname niet verplicht. Ook door beëindiging van het lidmaatschap van de vereniging zouden zij zich hebben kunnen onttrekken aan visitatie, zelfs wanneer de andere maat wel lid was van de wetenschappelijke vereniging. Dit is anders geworden doordat per 1 januari 2005 het besluit van het CCMS van kracht is geworden. Nu is deelname aan het visitatieprogramma een van de eisen voor herregistratie. Maar het betreft slechts de verplichting tot deelname aan het visitatieprogramma en dat zegt nog niets over de uitkomsten van die visitatie.

Deze casus benadrukt dat voor het welslagen van een visitatie de medewerking van de maatschap, de medische staf en eventueel anderen noodzakelijk is. In de casus spreekt niemand zich tegenover de visitatiecommissie uit over het vermeend disfunctioneren van een medisch specialist. De visitatiecommissie kan deze openheid niet afdwingen en zal op basis van de beschikbare informatie moeten trachten een accuraat beeld te krijgen van de situatie. Alhoewel het nieuw ontwikkelde visitatiemodel onder andere het maatschapsfunctioneren en de professionele ontwikkeling beoordeelt, bestaat terughoudendheid ten aanzien van de vraag of het individueel functioneren ook moet worden getoetst in het kader van een maatschapsgerichte visitatie (Lombarts et al., 2004). Hiervoor is de visitatie immers niet bedoeld. Het visitatierapport zoomt derhalve onvoldoende in op het individueel professioneel functioneren, waar nu juist in de onderhavige casus het probleem lijkt te liggen.

De raad van bestuur mag in deze casus verondersteld worden op de hoogte te zijn van mogelijke problemen met de betrokken specialist, gezien de klachten en meldingen over patiëntenzorg. Als eindverantwoordelijke voor de in het ziekenhuis geleverde kwaliteit van zorg (zie hoofdstuk 5) mag worden verwacht dat de raad inzicht heeft in de (bewaking van de) kwaliteit van zorg.

Op basis van de contractuele relatie die de medisch specialist heeft met het ziekenhuis, kan de raad van bestuur en/of het bestuur van de medische staf van de specialist informatie verlangen omtrent de uitkomsten van de verrichte visitatie. De raad van bestuur en het stafbestuur kunnen daarmee een redelijk inzicht verkrijgen in de kwaliteit van zorg die de gevisiteerde maatschap – maar niet de individuele maatschapsleden – levert. Een dergelijke afspraak moet dan wel zijn vastgelegd in de toelatingsovereenkomst tussen ziekenhuis en specialist en/of het Document Medische Staf. In deze casus is daar geen sprake van. Dit laat echter onverlet de verantwoordelijkheid van de raad van bestuur voor de kwaliteit van geleverde zorg; deze bestaat ook zonder de visitatie.

Mocht er inderdaad sprake zijn van disfunctioneren, dan is het van de maat van de betrokken specialist onverstandig hierover niet open te zijn omdat hij onder omstandigheden ook tuchtrechtelijk verantwoordelijk kan worden gehouden voor het functioneren van zijn maatschap en de andere leden daarvan. Deze verdergaande juridische verantwoordelijkheid voor de kwaliteit van zorg in de maatschap toont eens te meer aan dat het vooral voor de maatschap zelf zinvol is de visitatie en de resultaten daarvan te gebruiken als periodiek instrument ter toetsing én bevordering van de kwaliteit van zorg.

Aanbevelingen

- Het verdient aanbeveling dat medisch specialisten in hun maatschapscontract bepalingen opnemen over de kwaliteit van de zorgverlening door alle maatschapsleden en over de wijze waarop hieraan vorm en inhoud dient te worden gegeven.
- Te overwegen valt dat maatschappen met hun raad van bestuur juridische afspraken (overeenkomsten) maken over de kwaliteit van zorgverlening, deelname aan visitatie, jaarplannen maken enzovoort.
- In het kader van kwaliteitsbevordering is het zinvol dat de raad van bestuur en (het bestuur van) de medische staf afspreken dat het integrale visitatierapport wordt besproken tussen maatschap, medisch stafbestuur en raad van bestuur. De bespreking mag in principe geen negatieve consequenties hebben voor individuele leden van de gevisiteerde maatschap (geen 'misbruik' maken van het rapport). Dat dit in een enkel geval zich moeilijk verhoudt tot de bestuurlijke verantwoordelijkheid van de raad van bestuur, doet aan het hoofdbeginsel niet af.
- De verantwoordelijkheid van de medische staf voor de kwaliteit van zorg wordt benadrukt indien in het Document Medische Staf en/of in de statuten de verplichting wordt opgenomen het visitatierapport vertrouwelijk aan de raad van bestuur en/of het stafbestuur te overleggen en te bespreken.
- Raad van bestuur en medische staf dienen – binnen de grenzen van redelijkheid – te worden gestimuleerd of verplicht bij te dragen aan de realisatie van de aanbevelingen uit de visitatierapporten van maatschappen.

Literatuur

Lombarts MJMH, Bik MCM, Klundert JLM van de. Meten bij de maten. Kwaliteitsvisitatie gemoderniseerd. Medisch Contact 2004;35:1350-4.
Meulemans EWM. Collectieve verantwoordelijkheid en (individuele) tuchtrechtelijke aansprakelijkheid. Tijdschrift voor Gezondheidsrecht 2004(4):259-60.
www.knmg.nl

Een kritisch patiëntenplatform

Het is het Regionale Patiënten/Consumenten Platform (RPCP) niet ontgaan dat een diepe onenigheid de cardiologenmaatschap van ziekenhuis De Merenhorst al jaren verdeeld houdt. Het platform heeft al allerlei pogingen ondernomen om dit aan de kaak te stellen en verder te laten uitzoeken. Het RPCP heeft zich, gesteund door de cliëntenraad van het ziekenhuis, tot de raad van bestuur gewend, maar zonder succes: men is met een kluitje in het riet gestuurd. Ook een beroep op de Inspectie voor de Gezondheidszorg (IGZ) is tevergeefs gebleken. De IGZ is zelf al jaren bezig om dit aan te pakken. Zij is er niet voor om namens een cliëntenorganisatie op te treden. De IGZ bewandelde reeds de wettelijke weg en heeft zich in verbinding gesteld met het ministerie van VWS. Op grond van de Kwaliteitswet zorginstellingen heeft de minister immers de bevoegdheid om een schriftelijke aanwijzing te geven. Het ministerie heeft laten weten dat het daartoe pas overgaat als aangetoond is dat de kwaliteit van zorg werkelijk tekortschiet. De bezwaren en wensen van het RPCP zijn de volgende.

- *In de visitatienormen zijn geen normen vanuit het patiëntenperspectief opgenomen; op deze wijze is de visitatie een 'onderonsje'.*
- *De sterkte-zwakteanalyse waarop de visitatie gebaseerd wordt is niet inzichtelijk, terwijl de patiënt/consument er toch recht op heeft hiervan kennis te nemen.*
- *Het visitatierapport is evenmin openbaar, zelfs de conclusies en aanbevelingen niet.*
- *Onduidelijk is aldus ook of en zo ja hoe een relatie is/wordt gelegd met de uitkomsten van de patiëntenenquête (waaruit ook kritiek op de cardiologie-afdeling bleek), de behandeling van incidenten en patiëntenklachten.*
- *Op basis hiervan eist het RPCP betrokkenheid bij de normstelling, inspraak in de samenstelling van de visitatiecommissie, kennisname van de sterktezwakteanalyse en van het uiteindelijke visitatierapport, alsmede een gemotiveerd bericht van de raad van bestuur over wat men met de adviezen en aanbevelingen van de visitatiecommissie denkt te gaan doen.*

Het RPCP stelt de maatschap van het voorgaande schriftelijk in kennis en stuurt een brief naar de raad van bestuur waarin de bezwaren en wensen kenbaar worden gemaakt. Het platform wil graag binnen een maand antwoord ontvangen. Afhankelijk daarvan zal het (opnieuw) in contact treden met de IGZ. Het platform zal er niet voor terugschrikken kamervragen te laten stellen en – als uiterste middel – de publiciteit te zoeken.

Hoofdstuk 7

DE BETEKENIS VAN VISITATIE VOOR PATIËNTEN EN PATIËNTENORGANISATIES

F.C.B. van Wijmen, I. van Bennekom en R.D. Friele

KERNBOODSCHAPPEN

- Trouw aan het in Nederland vigerende kwaliteitsbegrip maakt het patiëntenperspectief deel uit van de kwaliteitsvisitatie.
- Dat betekent in de eerste plaats dat dit perspectief onderdeel vormt van de normen waaraan bij visitatie wordt getoetst.
- Het oordeel van patiënten over door de maatschap geleverde zorg dient bij visitatie in de beschouwingen te worden betrokken.
- Patiënten mogen er aanspraak op maken dat hun de algemene uitkomsten van de visitatie ter kennis worden gebracht.
- Ook patiëntenorganisaties dienen op de hoogte te worden gesteld van het feit dat een visitatie plaatsvindt en wat daarvan de algemene uitkomsten zijn.
- Gelet op het bepaalde in artikel 5 lid 2 van de Kwaliteitswet zorginstellingen kunnen patiënten en patiëntenorganisaties voornoemde betrokkenheid claimen.
- Dezelfde bepaling kan ertoe inspireren om in het kwaliteitsjaarverslag van ziekenhuizen in algemene zin over visitaties te rapporteren.

7.1 Inleiding en probleemstelling

Het kost niet veel moeite om in de casus flarden van waargebeurde geschiedenissen te herkennen. De patiënt – hoe centraal ook gesteld – is lange tijd een outsider geweest in de zorg. Na de Tweede Wereldoorlog domineerden aanvankelijk de zorgaanbieders het schouwtoneel van de zorg, waarover de overheid destijds een strakke regie voerde. Gedurende het laatste anderhalve decennium van de twintigste eeuw trad de overheid terug en werd het meer een spel van aanbieders en zorgverzekeraars, met de patiënt als derde partij. Correcties op die rol leken vaak meer cosmetisch dan echt: van vraagsturing naar persoonsgebonden budget. Alvorens de patiënt aan de beurt kwam, werd er eerst gebureaucratiseerd in termen van indicatiestelling en zorgmanagement, coördinatie en afstemming. Een aantal ontwikkelingen rechtvaardigen het vertrouwen dat dit langzamaan verandert:
- patiënten worden zelfbewuster en zelfstandiger;
- patiënten/consumenten organiseren zich steeds beter;
- patiënten/consumenten worden steeds meer als serieuze partner gezien;
- dit alles wordt mede ondersteund en gestimuleerd door wetgeving, die ook de individuele patiënt van brede bescherming voorziet.

Vanuit deze positie en ontwikkeling worden hier het belang van visitatie voor de patiënt, zijn betrokkenheid daarbij en de consequenties daarvan bezien. Gelet op de totale context zal het accent liggen op een juridisch perspectief. De eerste probleemstelling voor deze beschouwing is dan ook de volgende.

Wat is de juridische betekenis van visitatie van medisch-specialistische maatschappen voor patiënten, die op de van daaruit geleverde individuele gezondheidszorg zijn aangewezen?

Behalve de 'actuele' patiënten, mensen die op de zorg van een maatschap[15] zijn aangewezen, kunnen er in de sfeer van 'de patiënt' nog meer betrokkenen en belanghebbenden worden onderscheiden, in het bijzonder patiënten/consumentenorganisaties. Dergelijke organisaties treden vaak op als het in maatschappelijke en politieke zin om de patiënt gaat; het is niet de bedoeling en vrijwel ondoenlijk om een of meer individuele patiënten bij visitatie te betrekken. Als het gaat om koepel- of 'brancheorganisaties' van patiënten, betreft het de patiënt maar dan in zijn collectieve gedaante van patiënten/consumentenorganisatie. De categorale patiëntenorganisaties vertegenwoordigen die patiënten die op de desbetreffende maatschap zijn aangewezen. Maar een Regionaal Patiënten/Consumenten Platform (RPCP) bijvoorbeeld komt op voor de belangen van alle (zorg)consumenten, niet alleen voor de belangen van leden als cliënten van de zorg.

De dimensie die hiermee in beeld komt is die van 'het publiek'. Waar visitatie in essentie een 'in zichzelf gekeerd proces' is, komt men dan terecht bij vragen over externe verantwoording: over de transparantie van visitatie en de openbaarheid van de resultaten. Zijn de normen waaraan de maatschap bij visitatie wordt getoetst niet te beschouwen als prestatie-indicatoren, waarnaar vandaag de dag zo intensief wordt gespeurd? Mag de samenleving er aanspraak op maken dat de maatschap verantwoording aflegt over de kwaliteit van haar organisatie, haar werkwijze, haar processen en uitkomsten? Kunnen patiënten/consumentenorganisaties inzicht claimen in de resultaten van visitatie? Komt hen een bepaalde vorm van betrokkenheid toe? Beschikken zij over 'sancties' voor het geval de uitkomsten van een visitatie nadelig of schadelijk zijn? Wat wordt gedaan met kritiek op de visitatieprocedure, op het rapport of op de 'follow up'? Deze en dergelijke vragen leiden tot de volgende, tweede probleemstelling.

Kunnen patiënten/consumentenorganisaties informatie over, betrokkenheid bij en inzicht in de uitkomsten van visitatie verlangen en zo ja, op welke grond?

---

15 Medisch specialisten werken veelal in georganiseerd verband. Hiervoor worden verschillende benamingen gebezigd, zoals maatschap, vakgroep, praktijk, discipline en afdeling. Teneinde de leesbaarheid te verbeteren is in dit boek gekozen voor de meest gebruikte naam: de maatschap. We schrijven dus over maatschappen, waarbij alle andere organisatievormen inbegrepen zijn.

Het algemene uitgangspunt voor deze beschouwing is dat een specialistenmaatschap niet op zichzelf staat, maar een samenwerkingsverband is dat een publieke functie uitoefent. Daaraan ontlenen de patiënt respectievelijk de patiënten/consumentenorganisaties hun aanspraak op betrokkenheid en informatie. Dat wordt in paragraaf 7.2 verder uitgewerkt. Dan wordt de eerste probleemstelling aan een nadere verkenning en analyse onderworpen (par. 7.3). In paragraaf 7.4 worden de actoren in de tweede probleemstelling nader beschouwd. De bevindingen worden dan in paragraaf 7.5 toegepast op de casus. Daaruit kunnen conclusies worden getrokken (par. 7.6). Tot slot worden enkele aanbevelingen gedaan.

7.2 Belang voor patiënt en samenleving: verantwoorde zorg

Specialistische zorg in institutionele context is bij uitstek een openbare voorziening, die tot op heden een tamelijk monopolistisch karakter heeft. Door de wijze waarop ons zorgsysteem en de financiering daarvan zijn ingericht, is de patiënt aangewezen op de institutionele zorg- en dienstverlening zoals die in zijn directe omgeving beschikbaar zijn. Zorgaanbieders – zowel instellingen als zelfstandig functionerende beroepsbeoefenaren – zijn betrekkelijk autonoom, althans vanuit de samenleving moeilijk te beïnvloeden en te sturen. Dat geldt in ieder geval voor de specialistenmaatschappen. Patiënt en samenleving hebben belang bij visitatie in verband met de kwaliteit van zorg. Verantwoorde zorg is behalve doeltreffend en doelmatig ook patiëntgericht en afgestemd op diens reële behoefte. Zowel de patiënt als de samenleving moeten erop kunnen vertrouwen dat de specialist in zijn ziekenhuiscontext goede waar levert.

Dit belang kan betrokkenheid rechtvaardigen. Maar hoe ver mag die betrokkenheid gaan, welke vorm kan zij aannemen? Waarop is deze aanspraak gestoeld, wat is de titel voor betrokkenheid? Informatie aan en betrokkenheid van de patiënt kunnen worden gestoeld op artikel 5, tweede lid, van de Kwaliteitswet zorginstellingen (Kwz), dat bepaalt dat:
- de patiënt wordt betrokken bij het kwaliteitsbeleid;
- de aanbieder expliciet maakt welke externe beoordelingen hebben plaatsgevonden, wat ervan de resultaten zijn en wat er met die resultaten in het kader van het kwaliteitsbeleid wordt gedaan.

In het voetspoor van de individuele patiënt kunnen ook patiëntenorganisaties op deze bepalingen een beroep doen. Daarenboven staat in artikel 3 Kwz dat kwaliteitsorganisatie en kwaliteitsbeleid moeten stoelen op resultaten van overleg met onder andere patiëntenorganisaties. Ten slotte is een argument voor betrokkenheid dat de regionale patiënten/consumentenorganisaties ingevolge artikel 5, derde lid, Kwz geadresseerden zijn voor het kwaliteitsjaarverslag.

7.3 Visitatie en de patiënt

Om de betrokkenheid van de patiënt bij visitatie verder uit te diepen kan het visitatietraject als uitgangspunt worden genomen. Dat traject kan grofweg worden ingedeeld in de volgende fasen:
- de normstelling;
- de voorbereiding van de visitatie, inclusief de samenstelling van de visitatiecommissie en de vaststelling van de verdere procedure;
- de uitvoering van de visitatie, inclusief de wijze waarop de informatie wordt verzameld en in de rapportage wordt verwerkt;
- de rapportage als zodanig;
- de follow up van de visitatie.

In een eenvoudig model gezet leveren deze fasen vijf vormen van mogelijke betrokkenheid op (zie tabel 7.1).

Tabel 7.1   *Mogelijke betrokkenheid patiënt in de verschillende fasen van visitatie*

Fase	Inhoud	Mogelijke patiëntenbetrokkenheid
1	normstelling	verdiscontering patiëntenperspectief
2	voorbereiding	informatie
3	uitvoering	gehoord worden
4	rapportage	kennisneming algemene uitkomsten
5	follow up	informatie

Elke fase en aard van betrokkenheid worden hierna verder uitgewerkt, toegelicht en juridisch onderbouwd.

7.3.1   NORMSTELLING

Het uitgangspunt in de fase van de normstelling voor de visitatie is dat de patiënt aanspraak mag maken op verdiscontering van het patiëntenperspectief in de normstelling.

Goede zorg is zorg die gericht is op de patiënt en die rekening houdt met zijn behoeften. Ook bij visitatie gaat het om zorg, die in artikel 7:453 BW – in het kader van het goed hulpverlenerschap – wordt gekoppeld aan professionele verantwoordelijkheid die op haar beurt wordt genormeerd door de beroepsgroep. Hier wordt dus verwezen naar de professionele standaard. Deze standaard kent de inmiddels klassiek geworden driedeling:
- normen bepaald door en voor de beroepsgroep (voor artsen de medisch-professionele standaard), door Legemaate 'recht van binnen' genoemd;
- normen ontleend aan de rechten van de patiënt;
- maatschappelijke normen.

Het patiëntenperspectief zit dus dubbel en dwars in de professionele standaard.

Net als bij richtijnontwikkeling heeft bij visitatie misschien lang de gedachte gedomineerd dat de normering louter een zaak van de beroepsgroep was. Hoe een maatschap wordt opgebouwd en ingericht, hoe de zorg inhoudelijk gestalte krijgt, hoe wordt geëvalueerd en hoe de kwaliteit van de praktijkvoering wordt gemeten en verbeterd, zijn professionele aangelegenheden. Maar dit blijkt een misverstand te zijn. Lombarts c.s. (2004) beschrijven dat de visitatie als instrument onlangs is gemoderniseerd en van een globale organisatorische toetsing ontwikkeld is tot een evaluatie van zorg en van het professioneel functioneren.

De wetenschappelijke verenigingen ontwikkelen een kwaliteitsprofiel (in feite het normstelsel waaraan de kwaliteit wordt getoetst) dat uit vier componenten bestaat:
- evaluatie van zorg;
- professionele ontwikkeling;
- het maatschapsfunctioneren;
- het patiëntenperspectief.

Dat is in figuur 7.1 weergegeven, dat ook het gebruik van het profiel in het kader van een zelfscan toont (zie hoofdstuk 1).

Figuur 7.1   *Voorbeeld van een beoordeling van een maatschap op vier dimensies met behulp van vijfpuntsschalen.*

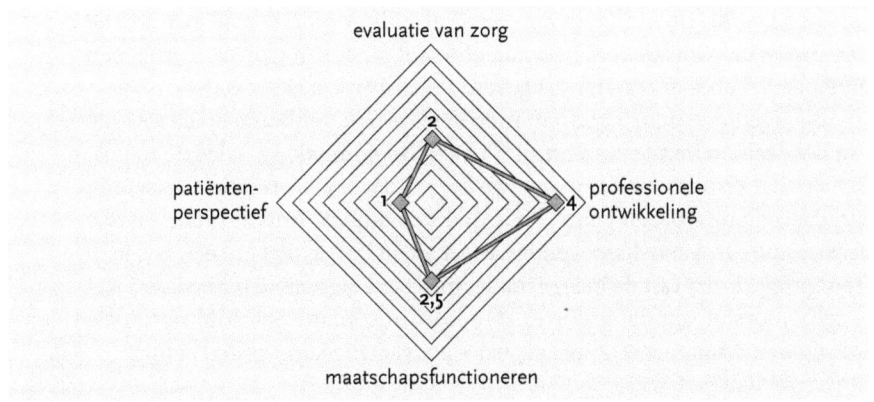

Het patiëntenperspectief maakt op deze wijze deel uit van het normenpatroon dat wordt gebruikt bij visitaties om de maatschap te beoordelen.

7.3.2 VOORBEREIDING

De tweede fase behelst de voorbereiding van de visitatie. Voor deze fase geldt dat de patiënt aanspraak kan maken op informatie over het feit dát er een visitatie plaatsvindt, over de samenstelling van de visitatiecommissie en over de procedure. Omdat gestipuleerd wordt dat 'de patiënt' wordt geïnformeerd, dient deze informatie op de een of andere manier openbaar te zijn. Onderscheid kan worden gemaakt tussen gerichte informatie en algemene (publieks)informatie.

Voor gerichte informatie moet 'de patiënt' worden geïdentificeerd. Dan zijn er de volgende mogelijkheden:
- een selectie uit de actuele patiënten in algemene zin;
- de cliëntenraad of een afvaardiging daarvan;
- een afvaardiging van de betrokken categorale patiëntenorganisatie(s);
- een afvaardiging van het regionale patiënten/consumentenplatform (RPCP).

De eerste en de derde mogelijkheid betreffen patiënten die concreet op de zorg van de maatschap of het specialisme zijn aangewezen, althans als er een actieve lokale afdeling van de desbetreffende categorale patiëntenorganisatie is. Dat aan enkele individuele patiënten zou worden gedacht die op dat moment in zorg zijn of die kort daarvoor in zorg zijn geweest, is niet zo'n gekke gedachte: de informatie van patiëntenzijde is dan op werkelijke ervaringen gebaseerd. In het kader van de evaluatie van de patiëntenzorg (domein 1 van het kwaliteitsprofiel) wordt overigens ook al op het niveau van de individuele patiënt gewerkt. Door middel van 'medical audit' wordt de zorg aan drie tot tien patiënten gedetailleerd bekeken of wordt (voor een globalere visie) een groter aantal dossiers (20 tot 50) gescand (Lombarts et al., 2004).

Bij algemene informatie kan men denken aan publicatie op de website van het desbetreffende ziekenhuis[16] of aan bekendmaking in lokale media. Behalve dat kennis wordt gegeven van het feit dát er een visitatie plaatsvindt, kan daarbij ook worden gemeld wie in de visitatiecommissie zitten en wat de procedure is. Vanzelfsprekend gaat het bij dit laatste niet om een gedetailleerd programma van de hele visitatie, maar om algemene informatie. Het is zelfs voorstelbaar dat hierover standaardinformatie beschikbaar is, die – desgewenst aangepast of toegespitst – per visitatie kan worden benut.

---

16 Men kan natuurlijk ook denken aan een afzonderlijke website van de maatschap of de praktijk. Het zal echter niet zo vaak voorkomen dat een ziekenhuismaatschap of -praktijk een eigen website heeft.

7.3.3 UITVOERING

De derde fase betreft de uitvoering van de visitatie zelf. De vraag is of de patiënt hier een actieve rol zou moeten of kunnen spelen. De meest vergaande vorm van betrokkenheid zou zijn dat de patiënt tijdens de visitatie wordt gehoord. Hieraan zitten praktische en principiële kanten.

Principieel strijdig met de thans geldende visitatiesystematiek kan het daadwerkelijk horen van de patiënt in enigerlei vorm of modaliteit niet zijn. Het patiëntenperspectief is immers een van de vier componenten van het kwaliteitsprofiel dat bij de visitatie in de beschouwingen betrokken wordt. In de voorgestane aanpak wordt dit in de visitatie verdisconteerd door de meningen van patiënten die zijn verzameld door middel van een patiëntenenquête. In het verlengde hiervan ligt de gedachte dat de visitatiecommissie met actuele patiënten spreekt. Het moet dan gaan om patiënten die op dat moment bij de maatschap in zorg zijn of wier behandeling onlangs is afgesloten. Allicht zullen enige patiënten bereid zijn met de visitatiecommissie te spreken.

De vraag is echter of een onderhoud met een delegatie van (ex-)patiënten effectief is voor het doel dat de visitatiecommissie wil bereiken. Een diepgaande analyse van enkele dossiers of een wat globalere scan van een groter aantal dossiers kan allerlei professioneel-technische vragen oproepen, die in een gesprek met de betrokken specialisten kunnen worden besproken. Op deze wijze wordt de medisch-technische kant van de patiëntenzorg aan een kritische beschouwing onderworpen. Voor de meningen van patiënten over de specialisten en de maatschap is er de patiëntenenquête. Die enquête is per specialisme opgesteld (Grol & Wensing, 2000; Lombarts et al., 2004). De (nieuwe) procedure voor de kwaliteitsvisitatie voorziet niet in een gesprek van de visitatiecommissie met patiënten. Kennelijk wordt de toegevoegde waarde daarvan niet groot genoeg geacht, afgewogen tegen de inspanning die het kost om een adequate delegatie van patiënten bij elkaar te krijgen.

7.3.4 RAPPORTAGE

In de vierde fase wordt er gerapporteerd. Het uitgangspunt is dat de patiënt er aanspraak op kan maken dat hij over de algemene uitkomsten van de visitatie wordt geïnformeerd. Informatie over de uitkomsten van de visitatie is een logische stap na alles wat hieraan is vooraf gegaan. Patiënten (kunnen) weten dat er een visitatie is, wie in de commissie zitten, wat de globale procedure is; de patiëntenzorg is aan een kritische beschouwing onderworpen door middel van een analyse van dossiers en de resultaten van een patiëntenenquête. Dat ook het resultaat van de visitatie bekend wordt gemaakt ligt voor de hand.

Het is onzes inziens niet nodig dat 'de patiënt' de beschikking krijgt over het hele visitatierapport. In de eerste plaats is en blijft de visitatie een intern gericht kwaliteitstoetsingsinstrument. Het rapport is dus primair en wellicht geheel en al gericht op en bestemd voor de specialisten die deel uitmaken van de maatschap. Patiënten(organisaties) behoren niet van allerlei details op de hoogte te worden gesteld. Het gevaar is dat zij dan wellicht de neiging krijgen om zich ook met die details te gaan bemoeien. Het is voldoende dat patiënten en hun organisaties over de algemene uitkomsten van de visitatie worden geïnformeerd, dat wil zeggen dat de algemene conclusies en aanbevelingen bekend worden gemaakt. Ook hier kan onderscheid worden gemaakt tussen geïndividualiseerde berichtgeving en algemene publieksinformatie of -voorlichting. Van geïndividualiseerde berichtgeving zal in het algemeen slechts sprake zijn als ook in de eerste fase dergelijke informatie is verstrekt.

Als het om algemene publieksinformatie gaat, kan onderscheid worden gemaakt tussen:
- berichtgeving aan algemene of categorale patiënten/consumentenorganisaties;
- berichtgeving via de lokale media;
- vermelding in het kwaliteitsjaarverslag van het ziekenhuis.

De tweede mogelijkheid zal doorgaans niet worden gebruikt. Vermelding in het kwaliteitsjaarverslag maakt het mogelijk om de visitatie in een bredere context te plaatsen. Daarbij kunnen ook het voortraject (o.a. samenstelling commissie en procedure), de wijze waarop opvattingen van patiënten zijn meegenomen, de algemene conclusies en aanbevelingen en ook de follow up worden beschreven.

7.3.5 FOLLOW UP

Het sluitstuk van de betrokkenheid van de patiënt is informatie over de follow up: wat doet de maatschap met de conclusies en aanbevelingen van de visitatiecommissie. Uitgangspunt is hier artikel 5 van de Kwaliteitswet zorginstellingen. In het kwaliteitsjaarverslag dat de zorgaanbieder jaarlijks vóór 1 juni over het voorgaande jaar moet publiceren, beschrijft hij onder meer:
- of, en zo ja op welke wijze hij patiënten of consumenten bij zijn kwaliteitsbeleid heeft betrokken;
- de frequentie waarmee en de wijze waarop in de instelling kwaliteitsbeoordeling plaatsvond en het resultaat daarvan;
- welk gevolg hij heeft gegeven aan klachten en meldingen over de kwaliteit van de verleende zorg.

Met name het tweede punt is hier aan de orde. In het kwaliteitsjaarverslag kan onder meer de voortgang van acties als gevolg van visitaties worden besproken. Het kan, zeker in grote ziekenhuizen, veelal meer dan één visitatie betreffen.

Als in het voorgaande traject specifieke patiënten bij de visitatie betrokken zijn geweest, ligt het in de rede dat die ook over follow up worden geïnformeerd.

7.4 Visitatie en patiënten/consumentenorganisaties

De tweede probleemstelling in dit hoofdstuk betreft 'de patiënt' in zijn collectieve dimensie. Het uitgangspunt voor de betrokkenheid bij visitaties van patiënten/consumentenorganisaties is dat deze op één lijn te stellen zijn met de patiënt als zij die patiënt ook werkelijk vertegenwoordigen en in het belang van die patiënt(encategorie) opereren. Verder is het soms mogelijk aanspraak te maken op betrokkenheid op grond van eigen positie en/of regelgeving. De stelling zou kunnen worden verdedigd dat algemeen georiënteerde patiënten/consumentenorganisaties beschouwd mogen worden als vertegenwoordigers van alle patiënten in hun werkgebied. Zorgaanbieders, verzekeraars en overheden gedragen zich als zodanig: als ze 'de patiënt' nodig hebben, wenden zij zich tot deze organisaties. Zo ook de wetgever, die patiëntenorganisaties in de Kwaliteitswet zorginstellingen op twee plaatsen expliciet naar voren haalt. In artikel 3 wordt de zorgaanbieder opgeroepen om bij de inrichting van zijn kwaliteitsorganisatie de resultaten van overleg tussen zorgaanbieders, zorgverzekeraars en patiënten/consumentenorganisaties te betrekken. In het derde lid van artikel 5 wordt de zorgaanbieder verplicht om een afschrift van het kwaliteitsjaarverslag onder meer te zenden aan 'de organisatie die in de regio de belangen van de patiënten in algemene zin behartigt'. Met deze laatste is zonder twijfel het Regionale Patiënten/Consumenten Platform (RPCP) bedoeld. Dergelijke platforms zijn er in het hele land, gestimuleerd en gesteund door de overheid. In artikel 3 wordt niet gedoeld op gericht overleg van een bepaalde zorgaanbieder met (lokale) verzekeraars en patiëntenorganisaties. Hier moet men denken aan landelijk overleg over kwaliteitsbeleid, bijvoorbeeld de zogenaamde Leidschendamconferenties.

Bij visitaties kan men zich afvragen of er redenen zijn voor betrokkenheid van RPCP's of eventuele andere, algemene of categorale patiëntenorganisaties. Dat is, zo valt te verdedigen, alleen het geval als de desbetreffende organisatie recht van spreken heeft doordat zij óf namens de actuele patiënten van de maatschap optreedt óf uit eigen wetenschap een bijdrage kan leveren. Er worden immers waardeoordelen gegeven over de kwaliteit van de door de maatschap geleverde zorg. Het RPCP zal dus zijn oor te luisteren moeten leggen bij patiënten die op de zorg van de maatschap die gevisiteerd wordt, aangewezen zijn. Het RPCP kan in onze visie ook op 'eigen titel' betrokkenheid bij de visitatie claimen, maar dient er dan wel voor te zorgen dat het recht van spreken heeft. De 'eigen titel' is dat het RPCP, met de woorden van de wetgever, in de regio de belangen van de patiënten in algemene zin behartigt. Het RPCP kan zich uit hoofde van deze rol als belangenbehartiger zelfstandig in het zorgveld bewegen.

7.5 Toepassing op de casus

Na al deze beschouwingen bezien we de casus opnieuw en bekijken of de daar gestelde vragen beantwoord kunnen worden. Van tevoren zij opgemerkt dat wij ons afzijdig houden van de rol en de bemoeienis van de IGZ. Daarvoor wordt verwezen naar hoofdstuk 8.

In de casus is een visitatierapport gemaakt van een cardiologenmaatschap waarvan bekend is dat diepe onenigheid de maten verdeeld houdt. Het RPCP wil dat die onenigheid wordt aangepakt en heeft zich al tot de raad van bestuur van het ziekenhuis gewend. Men krijgt daar geen informatie los over het conflict. Het RPCP uit een aantal wensen en bezwaren ten aanzien van visitatie, die hier achtereenvolgens worden besproken.

1 *De visitatie is een 'onderonsje' bij gebrek aan normen vanuit het patiëntenperspectief*

Dit bezwaar zal tot het verleden behoren als de modernisering van de visitatieprocedure en de daaruit voortvloeiende verbetering vorm krijgt. Het patiëntenperspectief is expliciet één van de vier domeinen van het professioneel kwaliteitsprofiel dat per specialisme wordt ingevuld. Verder wordt tijdens de visitatie gewerkt met patiëntenenquêtes.

2 *De sterkte-zwakteanalyse waarop de visitatie gebaseerd is, is voor de patiënt niet inzichtelijk*

Ook dit doet denken aan een onderonsje, net als het eerste punt. Het lijkt echter niet verstandig om een dergelijke interne analyse voor patiënten (en andere derden) vrij te geven. Voor een succesvolle visitatie is hierbij transparantie en openhartigheid nodig en daarom mag dit onderdeel tot het vertrouwelijk deel van de procedure worden gerekend. De sterkte-zwakteanalyse moet vrijuit opgemaakt kunnen worden.

3 *Het visitatierapport is niet openbaar, zelfs de conclusies en aanbevelingen niet*

Het is weliswaar niet nodig het hele visitatierapport aan patiënten (of patiëntenorganisaties) ter beschikking te stellen, maar de conclusies en aanbevelingen dienen naar onze overtuiging wel ter kennis van de patiënt en andere derden worden gebracht. Het feit dat en de plaats waar visitaties hebben plaatsgevonden zou in het kwaliteitsjaarverslag van de instelling vermeld moeten worden, vergezeld van een bericht over de follow up.

4   *De relatie met de uitkomsten van een (algemene) patiëntenenquête, de behandeling van incidenten en patiëntenklachten is onduidelijk*

Dit punt verwijst letterlijk naar artikel 5, tweede lid, van de Kwaliteitswet zorginstellingen, dat voorschrijft dat over deze aangelegenheden in het jaarverslag moet worden gerapporteerd. Het verband met visitatie ligt niet direct voor de hand, aangezien daar een gerichte patiëntenenquête wordt voorgesteld, die betrekking heeft op de zorg, de organisatie en het functioneren van de maatschap(sleden). In dat kader kunnen klachten en meldingen weliswaar relevant zijn, maar in het visitatierapport zal geen relatie worden gelegd met de genoemde algemene punten. Evenmin wordt in het kwaliteitsjaarverslag over afzonderlijke maatschappen of afdelingen gerapporteerd.

5   *Het RPCP eist betrokkenheid en een bericht van de raad van bestuur over wat er met de adviezen en aanbevelingen van de visitatiecommissie is gedaan*

De betrokkenheid van de patiënt en van (algemene) patiënten/consumentenorganisaties zoals het RPCP is in het voorafgaande uitvoerig beschreven. Voor de patiënt zelf hebben wij een maximale betrokkenheid bepleit, de rol van RPCP's dient in onze ogen van substantiële aard te zijn. De patiënt zelf zou als informant bij de visitatie betrokken kunnen worden en onder bepaalde omstandigheden zou dat ook voor het RPCP kunnen gelden. In ieder geval bepleiten wij ruime informatie, zowel vooraf als naderhand. Daarbij is niet voorzien in een bericht van de raad van bestuur, zoals dat in de casus wordt gevraagd. Het lijkt erop dat deze wens samenhangt met een andere verplichting: de raad van bestuur is op grond van de Wet klachtrecht cliënten zorgsector verplicht om binnen een maand na ontvangst van het oordeel van de klachtencommissie gemotiveerd te laten weten wat hij met dat oordeel en de eventuele aanbevelingen heeft gedaan of denkt te gaan doen.

Al met al is aan de wensen van het RPCP dus in ruime mate tegemoet gekomen.

7.6   Conclusies

De eerste probleemstelling van dit hoofdstuk had betrekking op de juridische betekenis van visitatie van medisch-specialistische maatschappen voor patiënten die op de van daaruit geleverde individuele gezondheidszorg zijn aangewezen. Die betekenis kan worden vertaald in rechten en aanspraken van patiënten op informatie over en andere vormen van betrokkenheid bij de verschillende fasen van visitatie. Het patiëntenperspectief maakt tegenwoordig deel uit van het kwaliteitsprofiel waaraan de maatschap wordt getoetst. Daardoor hoort dit perspectief – in overeenstemming met de geldende definitie van kwaliteit in de Nederlandse wetgeving – tot het normenstelsel ten aanzien van verantwoorde patiëntenzorg. Bij de voorbereiding en de feitelijke uitvoering van de visitatie speelt de patiënt thans geen rol. Hij komt pas weer in beeld als het gaat om de communicatie over de resultaten. De patiënt heeft recht op kennisname van de algemene uitkomsten van de visitatie. Mocht daarover nog twijfel bestaan, dan vindt deze opvatting steun in de Kwaliteitswet zorginstellingen die de instelling ertoe verplicht om in het jaarverslag te verantwoorden op welke wijze patiënten – ook in dit opzicht – bij het kwaliteitsbeleid worden betrokken. In het kwaliteitsjaarverslag behoort men ook informatie aan te treffen over de uitkomsten van raadpleging, ook als het onderwerp daarvan het functioneren van een maatschap is.

De tweede probleemstelling betrof de patiënt in zijn collectieve dimensie. De vraag was of patiënten/consumentenorganisaties informatie over, betrokkenheid bij en inzicht in de uitkomsten van visitatie kunnen verlangen en zo ja, op grond waarvan? Organisaties van patiënten/consumenten staan wat verder van concrete visitaties af dan de individuele patiënt die op de zorg van de maatschap is aangewezen. Maar een recht om geïnformeerd te worden kunnen ook deze organisaties claimen. Deze informatie betreft dan doorgaans het feit dát een visitatie plaatsvindt en na afloop een verslag van de algemene uitkomsten. De basis hiervoor is te vinden in artikel 5 van de Kwaliteitswet zorginstellingen. Als instellingen er een goede gewoonte van maken om in hun kwaliteitsjaarverslag melding te maken van visitaties die in het verslagjaar hebben plaatsgevonden en van de algemene uitkomsten daarvan, kunnen de organisaties daar langs die weg kennis van nemen. De instellingen kunnen zich dan de moeite besparen om specifieke informatie over visitaties te geven.

Aanbevelingen

- Wetenschappelijke verenigingen dienen zich te realiseren dat patiënten betrokken wensen te worden bij kwaliteitsvisitaties; zij kunnen dat in nieuwe ontwikkelingen met betrekking tot visitaties verdisconteren.
- Maatschappen dienen bij de organisatie van kwaliteitsvisitaties rekening te houden met de wens van patiënten om betrokken te worden. Daarom is in de procedure voor het patiëntenperspectief een plaats ingeruimd. Maatschappen staan er garant voor dat alles in het werk wordt gesteld om aan dit patiëntenperspectief en de betrokkenheid van de patiënt reëel invulling te geven.
- Patiënten dienen hun medewerking te verlenen aan kwaliteitsvisitaties als daartoe een beroep op hen wordt gedaan.
- Ziekenhuizen dienen de betrokkenheid van patiënten en patiëntenorganisaties bij kwaliteitsvisitaties te stimuleren. Zij letten erop dat patiënten en patiëntenorganisaties over visitaties worden geïnformeerd en besteden in hun kwaliteitsjaarverslag op passende wijze aandacht aan kwaliteitsvisitaties in het ziekenhuis.
- Patiëntenorganisaties zorgen ervoor dat patiënten worden betrokken bij kwaliteitsvisitaties en dat zij in dat kader passend worden geïnformeerd.

Literatuur

Grol R, Wensing M. Patients evaluate general/family practice. The Europep instrument. The task force on patient evaluations of general practice care. Nijmegen, 2000.
Lombarts MJMH, Bik MCM, Klundert JLM van de. Meten bij de maten. Kwaliteitsvisitatie gemoderniseerd. Medisch Contact 2004;59(35):1350-4.

Meer informatie
Damhuis G, Lombarts K. Het managen van de maatschap. 's-Hertogenbosch: DamhuisElshoutVerschure, 2001.
Lombarts MJMH, Klazinga NS. Inside self regulation: peer review (visitatie) by Dutch medical specialists. Clinical Governance: an International Journal 2003;8(4):318-30.

Een ernstig incident
Rond zes uur in de ochtend van 2 april 2003 wordt een ernstig ziek kind van 1,5 jaar binnengebracht op de spoedeisende hulp van fusieziekenhuis Zuiderzeewieringen. Het kind wordt verdacht van een meningokokkensepsis. De dienstdoende arts-assistent kindergeneeskunde wil snel een subclavia-infuus inbrengen. In de kar met spullen voor acute hulpverlening aan kinderen is geen katheter voorhanden. Met veel pijn en moeite wordt elders de juiste katheter gevonden en ingebracht. Intussen verslechtert de toestand van het kind snel. De arts-assistent heeft de kinderarts met achterwacht laten bellen. Die laat weten niet eerder dan om acht uur op de afdeling te zullen zijn. De afspraak in het ziekenhuis waar hij oorspronkelijk werkte was dat de dienstdoende arts-assistent in het weekend eerst de algemene achterwacht van de spoedeisende hulp zou moeten bellen. Het kind wordt door de arts-assistent en de dienstdoende internist met enige moeite gestabiliseerd, maar overlijdt enkele dagen later toch.

De ouders zijn verdrietig en woedend tegelijk. Zij vinden de gang van zaken in het ziekenhuis onverantwoord en vragen zich af wie er nu precies verantwoordelijk is voor de medisch-specialistische zorg. De ouders vernemen dat de gang van zaken met hun kind niet op zichzelf staat. Uit de reacties op hun verhaal leiden zij af dat zich sinds de fusie herhaaldelijk ernstige incidenten hebben voorgedaan in het ziekenhuis. Een journalist publiceert in een serieus landelijk dagblad een artikel over ziekenhuis Zuiderzeewieringen, waarin de incidenten uitvoerig aan de orde komen. Dit leidt tot kamervragen aan de minister van VWS. De minister volstaat aanvankelijk met een uiteenzetting over de verantwoordelijkheidsverdeling in de Nederlandse gezondheidszorg. Daarbij wijst hij op de Kwaliteitswet zorginstellingen en de Wet BIG: de verplichting om verantwoorde zorg te bieden. De kamerleden nemen daarmee geen genoegen en stellen vervolgvragen met als uitgangspunt dat de patiënt vertrouwen moet kunnen hebben in de kwaliteit van de geleverde zorg in Nederland. In dat verband willen de kamerleden zicht krijgen op kwaliteitssystemen, risicomanagement, toezicht, het afleggen van verantwoording en de verantwoordelijkheidsverdeling in ziekenhuizen. De minister wil bij de beantwoording van de vragen ook aandacht besteden aan visitatie van en door medisch specialisten. Hij vraagt uitstel voor de beantwoording om de resultaten van de juridische visitatieconferentie van 13 oktober 2004 te kunnen meenemen in zijn nadere berichten aan de Tweede Kamer.

Hoofdstuk 8

VISITATIE: VERANTWOORDE ZORG, VERANTWOORDING EN VERTROUWEN

A.C. de Die, N.S. Klazinga en J.A. Swinkels

KERNBOODSCHAPPEN

- Visitatie is onlosmakelijk verbonden met het streven naar verantwoorde zorg en draagt daardoor bij aan het vertrouwen dat het publiek (de patiënt) mag stellen in de kwaliteit van de geboden medisch-specialistische zorg.
- Functies van visitatie voor het ziekenhuis zijn kwaliteitsverbetering, borging van kwaliteitseisen en externe verantwoording.
- Functies van visitatie voor de samenleving zijn vertrouwen wekken bij het publiek, verantwoording afleggen over de besteding van publieke middelen en een maatstaf vormen voor toetsing bij juridische geschillen.
- De huidige kwaliteitsvisitatie is niet voor 'uitwendig gebruik'.

8.1 Inleiding en probleemstelling

Visitatie en deelname daaraan zijn vanaf 1 januari 2005 in het kader van herregistratie volgens de Wet op de beroepen in de individuele gezondheidszorg (BIG) wettelijk verplicht (Centraal College van Medische Specialisten, 2004). De Kwaliteitswet zorginstellingen en de Wet BIG eisen dat instellingen respectievelijk beroepsbeoefenaren 'verantwoorde zorg' leveren en daartoe voorzien in een kwaliteitssysteem. De normen voor verantwoorde zorg zijn in de wetgeving (bewust) globaal geformuleerd. De wetgever heeft het aan 'het veld' overgelaten zélf invulling te geven aan wat naar professionele maatstaven als verantwoorde zorg moet worden gezien. Dit biedt ruimte om bij de invulling van het begrip rekening te houden met nieuwe inzichten en ontwikkelingen. Het kwaliteitssysteem dat de Kwaliteitswet en de Wet BIG verplicht stellen is een publiekrechtelijke verplichting die beoogt te garanderen dat in elk geval aan randvoorwaarden voor het leveren van verantwoorde zorg wordt voldaan. In de wijze waarop aan het kwaliteitssysteem vorm wordt gegeven, zijn instellingen en beroepsbeoefenaren vrij, als er maar voorzien wordt in systematische bewaking, beheersing en verbetering van de kwaliteit van de zorg. Sinds jaar en dag is de opleidingsvisitatie, met als doel beoordeling van de kwaliteit van de opleiding, gebruikelijk in de medisch-specialistische praktijk. De kwaliteitsvisitatie is inmiddels ook een ingeburgerd en recent zelfs verplicht kwaliteitsinstrument van de beroepsgroep van medisch specialisten. Kwaliteitsvisitatie is op die manier een vast onderdeel van het kwaliteitssysteem van medisch specialisten. Was de kwaliteitsvisitatie aanvankelijk gericht op de organisatie van de zorg, de afgelopen jaren is een verschuiving opgetreden in de richting van de kwaliteit van de zorgverlening en de zorginhoud.

Medisch specialisten behoeft men niets meer uit te leggen over het doel en de betekenis van visitatie. Een incident zoals beschreven in de casus of signalen over structurele tekortkomingen in de kwaliteit van zorg willen bij anderen nog wel eens vragen oproepen. Dit hoofdstuk gaat over de functie van visitatie voor ziekenhuis en samenleving, waarbij de nadruk zal liggen op de externe, publieke functie van visitatie. (In de hoofdstukken 5 en 6 vindt u specifieke informatie over visitatie in de ziekenhuiscontext.) De probleemstelling die in dit hoofdstuk centraal staat is de volgende.

Welke functies kunnen aan visitatie worden onderscheiden voor ziekenhuis en samenleving en hoe zijn deze juridisch ingebed?

We bespreken achtereenvolgens de functies en juridische inbedding van visitatie voor het ziekenhuis en voor de samenleving. Daarna volgt een paragraaf over de rol van derden als er kwaliteitstekorten geconstateerd zijn. Na een discussie over 'extern gebruik' van de resultaten van kwaliteitsvisitatie, sluiten we af met conclusies en aanbevelingen.

8.2 Functies van visitatie voor het ziekenhuis

8.2.1 KWALITEITSVERBETERING

In de eerste plaats kan visitatie van medisch specialisten worden beschouwd als een positieve bijdrage aan de kwaliteitsverbetering van het ziekenhuis als geïntegreerd medisch-specialistisch bedrijf. Visitatie van de medisch-specialistische maatschap mag immers ook als een vast onderdeel van het kwaliteitssysteem van het ziekenhuis worden beschouwd. De positieve effecten van visitatie: bewaking en verbetering van medisch-specialistische zorg en/of de organisatie van de zorgverlening, dragen bij aan de totstandkoming van verantwoorde zorg.

Zoals al is opgemerkt, is het ziekenhuis ingevolge de Kwaliteitswet zorginstellingen verplicht verantwoorde zorg te leveren (art. 2). Ten behoeve daarvan dienen de organisatie en de verantwoordelijkheidstoedeling, de materiële en personeelsvoorziening adequaat te zijn (art. 3). Ook wordt van het ziekenhuis een systematische aanpak van de bewaking, beheersing en verbetering van de kwaliteit verwacht (art. 4). Het ziekenhuis moet over het gevoerde kwaliteitsbeleid en resultaten daarvan ook jaarlijks verantwoording afleggen in de vorm van een openbaar verslag over het kwaliteitsbeleid en de kwaliteit van zorg (art. 5). Volledigheidshalve wordt vermeld dat voor die beroepsbeoefenaren die níet in instellingsverband werkzaam zijn, de Wet BIG een parallelle bepaling kent, gericht op verantwoorde zorg en kwaliteitsbewaking en -bevordering (art. 40, Wet BIG).

De functie van visitatie voor de kwaliteitsverbetering zal door de recente verplichting om aan het visitatieprogramma van de eigen medisch-wetenschappelijke vereniging deel te nemen, de komende jaren sterk aan belang toenemen. Maar ook de Wet herziening overeenkomststelsel zorg, de Zorgverzekeringswet en de bekostigingssystematiek (DBC's) vergroten het belang van het ziekenhuis om goede kwaliteit van zorg te bieden. De contracteerplicht voor zorgverzekeraars vervalt en er ontstaat onderhandelingsruimte over de prijs van de zorg ('all in'-tarief). Hierdoor zijn ziekenhuizen en medisch specialisten, nog meer dan voorheen, genoodzaakt samen te werken om goede kwaliteit tegen een redelijke prijs aan te bieden.

8.2.2 BORGING VAN KWALITEITSEISEN

In de tweede plaats wordt door een consequent uitgevoerde visitatiepraktijk gewaarborgd dat de medisch-specialistische zorg in elk geval aan een aantal basale eisen voldoet. Door iedere medisch-specialistische maatschap[17] aan de hand van vastgestelde normen periodiek te visiteren, te rapporteren over de bevindingen en (dringende) aanbevelingen voor verbetering te doen, worden zowel sterke als zwakke aspecten van de maatschap opgespoord. Verwacht mag worden dat de maatschap de aanbevelingen ter harte neemt en stappen onderneemt om daaraan gevolg te geven. Een probleem kan ontstaan als dat niet gebeurt en er dus een kwaliteitstekort blijft bestaan. Verder kan de feitelijke zorg(organisatie) zo sterk onder de norm zijn, dat er voor de patiëntenzorg een gevaarlijke situatie ontstaat.

Overeenkomsten spelen in juridische zin een belangrijke rol bij het bewaken en borgen van normen. Partijen kunnen – binnen de grenzen van de redelijkheid en de billijkheid – die afspraken maken die zij noodzakelijk achten teneinde de basale of optimale kwaliteit te borgen. Voor de individuele medisch specialist zijn de toelatings-, arbeids- of aanstellingsovereenkomst en de maatschapsovereenkomst van belang. De toelatings- of arbeidsovereenkomst vormt de privaatrechtelijke grondslag voor de verplichtingen van de individuele medisch specialist ten opzichte van het ziekenhuis (en andersom). Verder is er in veel gevallen een maatschapscontract dat onder meer bepalingen over de kwaliteit en de organisatie van de zorg in de maatschap bevat. Beide contracten bevatten over het algemeen tevens bepalingen over schorsing en opzegging op grond van het niet of onvoldoende nako-

---

[17] Medisch specialisten werken veelal in georganiseerd verband. Hiervoor worden verschillende benamingen gebezigd, zoals maatschap, vakgroep, praktijk, discipline en afdeling. Teneinde de leesbaarheid te verbeteren is in dit boek gekozen voor de meest gebruikte naam: de maatschap. We schrijven dus over maatschappen, waarbij alle andere organisatievormen inbegrepen zijn.

men van de verplichtingen uit de overeenkomst. Voor het ziekenhuis en voor de maatschappen zijn dergelijke contracten dan ook betekenisvolle instrumenten voor het bieden van waarborgen voor (minimum)kwaliteit (zie ook de hoofdstukken 5 en 6). Het bevorderen van optimale kwaliteit heeft tevens een 'feed forward'-effect. Bovendien bevatten de contracten in de meeste gevallen ook mogelijkheden om corrigerende maatregelen te treffen, mocht dit in een voorkomend geval noodzakelijk zijn. Andere relevante contracten om een zeker kwaliteitsniveau in het ziekenhuis te garanderen zijn het Document Medische Staf en de overeenkomst tussen ziekenhuis, medisch specialisten en zorgverzekeraar (lokaal overleg of lokaal initiatief). In nieuwere vormen van kwaliteitsvisitatie spelen medisch-inhoudelijke richtlijnen een steeds grotere rol als optimale norm voor de zorginhoud.

8.2.3 EXTERNE VERANTWOORDING

De derde functie van visitatie voor het ziekenhuis is dat op basis van de uitkomsten van visitatie externe verantwoording kan worden afgelegd. In de eerste plaats kan daarbij aan de Inspectie voor de Gezondheidszorg worden gedacht, maar dit is zeker niet de enige externe actor. In toenemende mate willen patiënten- en consumentenorganisaties gegevens over de kwaliteit van zorg. Zij vertegenwoordigen een groot en kritisch publiek dat, naar wordt aangenomen, steeds meer informatie wenst over de geboden zorg (zie verder hoofdstuk 7). Hetzelfde geldt voor zorgverzekeraars die jegens hun verzekerden kwaliteit en service in het aanbod hoog in het vaandel hebben staan. Dan moeten ze echter wel weten hoe het met de kwaliteit van de door hun contractpartner geleverde zorg gesteld is. Verder speelt het Nederlands Instituut voor Accreditatie van Ziekenhuizen (NIAZ) een rol: de visiteur van de ziekenhuizen die accreditatie kan verlenen indien aan een aantal criteria is voldaan. De genoemde externe partijen kennen elk een afzonderlijk juridisch kader.

De Inspectie voor de Gezondheidszorg kan in het kader van het houden van toezicht op de naleving van de Kwaliteitswet zorginstellingen het ziekenhuis (raad van bestuur en andere organen en medewerkers van de instelling) om informatie en gegevens vragen die betrekking hebben op de kwaliteit van de zorg, de organisatie, de verantwoordelijkheidstoedeling en het kwaliteitsbeleid. De grondslag daarvoor is gelegen in de Kwaliteitswet – resp. de Wet BIG voor zover het gaat om toezicht op solistisch werkzame beroepsbeoefenaren – en de Algemene wet bestuursrecht (AWB). De AWB kent de toezichthouder een aantal bevoegdheden toe die hem in staat stellen zijn wettelijke taak adequaat uit te voeren, zoals het recht op inlichtingen, inzage in zakelijke bescheiden en op binnentreden, en voor zover noodzakelijk kan van een ieder medewerking worden gevraagd. De Inspectie zal in het kader van het algemeen toezicht vooral geïnteresseerd zijn in het antwoord op de vraag wat maatschappen doen om de kwaliteit van de door hen geleverde zorg te bewaken en te bevorderen.

De Inspectie beschikt over twee bevoegdheden om in te grijpen bij ernstige kwaliteitstekorten. Ten eerste zijn Inspecteurs van het Staatstoezicht op de Volksgezondheid bevoegd een tuchtklacht in te dienen (art. 65, lid 1, onder d, Wet BIG). Vast beleid van de Inspectie is dat zij daartoe overgaat indien zij meent dat het algemeen belang daarmee gediend is. Dat kan aan de orde zijn als er sprake is van een ernstig incident, recidive of als er behoefte is een principiële uitspraak uit te lokken (Leidraad Onderzoek enz., 1996). Ten tweede kan de Inspectie op grond van de Kwaliteitswet (i.g.v. zorginstellingen en uitsluitend in spoedeisende gevallen, art. 7, lid 4) en de Wet BIG (i.g.v. beroepsbeoefenaren, art. 87a) een bevel geven. Dit is een bestuursrechtelijke maatregel om te bewerkstelligen dat er in elk geval een eind komt aan het geconstateerde risico voor de kwaliteit van de zorg en bij voorkeur ook dat de noodzakelijke randvoorwaarden voor verantwoorde zorg worden hersteld dan wel gecreëerd.

Op grond van het op 1 januari 2005 in werking getreden Kaderbesluit (Centraal College van Medische Specialisten, 2004) wordt een medisch specialist die in de vijf jaar voorafgaand aan de herregistratie niet heeft deelgenomen aan het visitatieprogramma van zijn wetenschappelijke vereniging, niet geherregistreerd. Niet worden geherregistreerd heeft tot gevolg dat geen recht meer bestaat de titel van het desbetreffende specialisme te voeren. Wel behoudt de betrokkene het recht op de basistitel 'arts', zodat niet de gehele BIG-bevoegdheid vervalt. Het ten onrechte voeren van een wettelijk beschermde specialistentitel is strafbaar (art. 100, Wet BIG). De Inspectie is ook op dit onderdeel bevoegd. Vervolging is uiteraard voorbehouden aan het Openbaar Ministerie (OM), maar het is de vraag of het OM dergelijke overtredingen een hoge prioriteit geeft. Naar redelijkerwijs verwacht mag worden, zal de zojuist geschetste situatie een uitzondering zijn.

Overigens is uit de praktijk bekend dat niet-participeren in de kwaliteitsvisitatie vaak slechts één van de symptomen van tekortschieten is die er tezamen toe leiden dat de Inspectie op een bepaald ogenblik oordeelt dat er sprake is van een onverantwoorde situatie. Als de situatie, bijvoorbeeld door toedoen of nalaten van de betrokken medisch specialist(en) en/of het ziekenhuis, geen reëel uitzicht op verbetering biedt, kan de Inspectie een maatregel opleggen of de minister adviseren zulks te doen (aanwijzing op grond van art. 7, lid 2, van de Kwaliteitswet i.g.v. niet-spoedeisende situaties).

Patiënten- en consumentenorganisaties hebben een formele rol toebedeeld gekregen in de Kwaliteitswet: de resultaten van het overleg tussen zorgaanbieders, verzekeraars en patiënten/consumentenorganisaties dienen door het ziekenhuis te worden betrokken bij het beleid gericht op verantwoorde zorg (art. 3). Voorts wordt aan patiënten en, meer in het algemeen, aan het publiek verantwoording over de kwaliteit van de zorg afgelegd door middel van het kwaliteitsjaarverslag (art. 5). Het tweede lid van artikel 5, onder b, bepaalt dat in het verslag 'de frequentie waarmee, de wijze waarop binnen de instelling kwaliteitsbeoordeling plaatsvond en de resultaten daarvan' moet worden vermeld. Strikt genomen dient het ziekenhuis derhalve in het kwaliteitsjaarverslag melding te maken van uitgevoerde kwaliteitsvisitaties in het ziekenhuis en weer te geven wat het resultaat daarvan was. Dit betekent echter niet dat de uitkomsten van de visitatie onverkort in het kwaliteitsjaarverslag moeten worden opgenomen. De verplichting is zo algemeen geformuleerd dat het ziekenhuis kan volstaan met een algemene en korte weergave van de uitkomst. (Zie voor een diepgaandere bespreking hoofdstuk 7 van dit boek.) Tot slot wordt volledigheidshalve nog vermeld dat ingevolge de Wet medezeggenschap zorginstellingen de cliëntenraad het recht heeft advies uit te brengen over elk voorgenomen besluit dat de instelling betreft, inzake de bewaking, beheersing en verbetering van de kwaliteit van zorg.

Zorgverzekeraars zijn op grond van (nu nog) de Ziekenfondswet respectievelijk particuliere verzekeringsovereenkomsten verplicht hun verzekerden zorg van een verantwoord niveau te leveren.[18] De met de Zorgverzekeringswet beoogde marktwerking en zeker de toenemende concurrentie tussen zorgverzekeraars leiden naar verwachting tot concurrentie zowel op prijs (hoogte van premie) als op kwaliteit (goede kwaliteit van zorg, goede dienstverlening, goede toegankelijkheid). Zorgverzekeraars hebben om die reden belang bij betrouwbare gegevens over de kwaliteit van onder andere de medisch-specialistische zorg. Hoe zich dat in de toekomst, na inwerkingtreding van de Zorgverzekeringswet, verder zal ontwikkelen valt op dit moment nog niet goed in te schatten. Of ziekenhuizen, inclusief de medisch specialisten, door middel van overeenkomsten of in de onderhandelingen daarover in toenemende mate gedwongen zullen worden informatie te verstrekken over de (borging van de) kwaliteit van de zorg, moet worden afgewacht.

8.3 Functies van visitatie voor de samenleving

8.3.1 BORGING EN CONTINUERING VAN VERTROUWEN IN DE GEZONDHEIDSZORG

Voor 'de samenleving' heeft visitatie eerst en vooral een functie ten aanzien van de borging en continuering van het vertrouwen van 'het publiek' in de gezondheidszorg, meer in het bijzonder in de medisch-specialistische zorg.

---

18 Illustratief in dit verband is de uitspraak van de Centrale Raad van Beroep van 24 juli 2002, RZA 2002/210, over de eigen bijdrage van AWBZ-verstrekkingen. Vanwege tekortschietende kwaliteit van de door de instelling geleverde zorg wilde de patiënt niet de (volledige) eigen bijdrage betalen. Dit is door de rechter gehonoreerd, onder verwijzing naar de in de overeenkomst tussen zorgaanbieder en zorgkantoor opgenomen verplichting tot het leveren van verantwoorde zorg en de taak van het zorgkantoor om te controleren of de instelling aan haar contractuele verplichtingen voldoet.

Alvorens iemand in Nederland, gepland of acuut, medisch-specialistische zorg nodig heeft, dient hij zich niet te hoeven afvragen of het wel verantwoord is zich tot een bepaald ziekenhuis te wenden. De patiënt moet op de geboden kwaliteit in dat ziekenhuis kunnen vertrouwen. De praktijk van visitatie en het opvolgen van aanbevelingen door gevisiteerde maatschappen ter verbetering van de zorg draagt daaraan bij. Een spanningsveld en punt van discussie is de vraag of en in hoeverre de resultaten van visitatie openbaar moeten zijn. Wetenschappelijke verenigingen en maatschappen kunnen daarover in onderling overleg standpunten bepalen.

Het borgen van vertrouwen van het publiek in de gezondheidszorg is op zichzelf geen juridische norm. Het is wel een doel dat zijn basis vindt in de grondwettelijke opdracht aan de overheid 'maatregelen te treffen ter bevordering van de volksgezondheid' (art. 22, Grondwet). Ter invulling van die opdracht is in de loop van de jaren een reeks wetten ingevoerd. In de preventieve sfeer bijvoorbeeld de Infectieziektenwet en de Wet op het bevolkingsonderzoek. In de geestelijke gezondheidszorg is bijvoorbeeld de Wet op de bijzondere opnemingen in psychiatrische ziekenhuizen van groot belang. Voor ziekenhuizen en medisch specialisten zijn, als het gaat om bevordering van de volksgezondheid, waaraan kwalitatief goede zorg geacht wordt bij te dragen, onder meer relevant de eerder genoemde Kwaliteitswet zorginstellingen, de Wet op de beroepen in de individuele gezondheidszorg (Wet BIG) en de Wet op bijzondere medische verrichtingen. De wetten geven, zoals gezegd, uitsluitend kaders en laten een groot deel van de invulling van de normen over aan 'het veld' zelf.

8.3.2 TOEZICHT EN VERANTWOORDING

De tweede functie van visitatie in relatie tot de samenleving als geheel kan worden aangeduid als toezicht en verantwoording. De grondwettelijke taak van de overheid en het gegeven dat de Nederlandse gezondheidszorg grotendeels publiek gefinancierd wordt, maken dat de overheid verantwoording dient af te leggen over de organisatie van de zorg en de besteding van de collectieve middelen. Uit het stelsel van de Nederlandse gezondheidszorg, waarin veel verantwoordelijkheid bij het veld is gelegd, vloeit voort dat datzelfde veld normen (o.a. medisch-inhoudelijke richtlijnen) voor verantwoorde zorg ontwikkelt en toetst of die normen worden gehaald. In de medisch-specialistische sector is visitatie daarvoor het belangrijkste instrument. Ook mogen hier worden genoemd de indicatoren voor verantwoorde medisch-specialistische zorg die door wetenschappelijke verenigingen worden ontwikkeld.

Verder is er ook een publieke toezichthouder: de Inspectie voor de Gezondheidszorg (IGZ) die van overheidswege toeziet op de naleving van wet- en regelgeving en wel aangeduid wordt als 'de ogen en oren van de minister' (Tweede Kamer, 1996-1997). De Inspectie toetst aan de hand van prestatie-indicatoren en kan maatregelen nemen in geval van overtredingen. De Inspectie is in het kader van haar taak ook geïnteresseerd in de uitkomsten van visitatie als er aanwijzingen zijn dat de zorg of de organisatie van de zorg onder een bepaalde minimumnorm zakken. De Inspectie ontwikkelt zich van een 'silent service' naar een 'public service' en vindt dat meer openheid moet worden betracht, zodat de burger beter geïnformeerd is (IGZ, 2001).

De publieke taak van de Inspectie brengt met zich dat de Inspectie (net als de minister en andere bestuursorganen) onderworpen is aan de Wet openbaarheid van bestuur (WOB), die de controle door het publiek op het democratisch bestuur ten doel heeft. Stukken die zich fysiek bij de Inspectie bevinden, kunnen op grond van de WOB worden opgevraagd. Of die stukken daadwerkelijk openbaar worden gemaakt, is afhankelijk van de afweging die de IGZ op grond van de WOB dient te maken. Uit de systematiek van de WOB volgt dat er een afweging wordt gemaakt tussen het belang van openbaarheid enerzijds (welk belang gegeven is volgens de WOB) en anderzijds een aantal door de WOB genoemde andere belangen, zoals het belang van privacy, het belang van controle, toezicht en opsporing en het belang om onevenredige bevoordeling of benadeling van een betrokkene te voorkómen. Omdat de WOB openbaarheid als uitgangspunt neemt, weegt dit belang zwaar en zal het belang aan de andere zijde van de weegschaal op moeten wegen tegen openbaarmaking. Dit maakt het weigeren van openbaarmaking lastig, maar niet onmogelijk. Indien aannemelijk is dat openbaarmaking zou leiden tot onevenredige benadeling of bevoordeling van bij de aangelegenheid betrokkenen, kan openbaarmaking, met succes, geweigerd worden (Raad van State, 1 december 2004[19]). Uit verschillende uitspraken over de WOB en de Inspectie is naar voren gekomen dat in elk geval het belang van vertrouwen tussen artsen en ziekenhuizen enerzijds en de Inspectie anderzijds geen reden is om openbaarmaking achterwege te laten.

8.3.3 VISITATIE IN DE RECHTSPRAAK

Als de functies van visitatie voor ziekenhuis en samenleving worden bezien, gaat het voornamelijk om borging van kwaliteit en daardoor om het bieden van vertrouwen in de geboden zorg. Tegen die achtergrond is het ook interessant na te gaan of visitatie nog een andere publieke functie vervult, namelijk als toetsingsmaatstaf in de rechtspraak. Dat blijkt op zeer beperkte schaal het geval te zijn. Er zijn drie uitspraken waarin het visitatierapport een zelfstandige rol speelt; die worden hierna besproken. Verder spelen de uitkomsten van visitatie wel eens een (zijdelingse) rol in de jurisprudentie van het Scheidsgerecht voor de Gezondheidszorg, dat daarom ook kort aan de orde komt.

---

19 Gegevens over ziekenhuisinfecties behoefden niet openbaar gemaakt te worden vanwege onevenredige benadeling van de deelnemende ziekenhuizen.

1   Openbaarmaking visitatierapport

De redactie van het programma *Zembla* van de VARA deed met een beroep op de Wet openbaarheid van bestuur (WOB) een verzoek om openbaarmaking van het visitatierapport van de Nederlandse Vereniging voor Obstetrie en Gynaecologie (NVOG) inzake de maatschap gynaecologie van het Eemlandziekenhuis. De Inspectie voor de Gezondheidszorg had het rapport opgevraagd en in haar bezit in verband met onderzoek naar calamiteiten die zich op de desbetreffende afdeling hadden voorgedaan. De Inspectie weigerde openbaarmaking van het rapport. In haar besluit gaf zij aan dat het belang van openbaarmaking niet opwoog tegen de volgende drie in de WOB genoemde belangen:
- het belang van inspectie, controle en toezicht;
- de bescherming van de persoonlijke levenssfeer;
- het voorkómen van onevenredige bevoordeling of benadeling.

De afdeling Bestuursrechtspraak van de Raad van State, die in hoogste instantie over de zaak besliste (Raad van State, 10 oktober 1998), oordeelde dat het nog wel denkbaar is dat openbaarmaking achterwege zou blijven, indien de openbaarmaking ertoe zou leiden dat medisch specialisten niet meer zouden willen deelnemen aan visitatie of zouden weigeren mee te werken aan inspectieonderzoek, waardoor de Inspectie haar toezichthoudende taak niet goed meer zou kunnen uitoefenen. Maar, zo overwoog de afdeling, de Inspectie heeft onvoldoende aannemelijk kunnen maken dat deze gevolgen zich daadwerkelijk zouden voordoen.

Deze uitspraak heeft een tweeledig effect te zien gegeven. Enerzijds was er een schrikreactie en de reflex zoveel mogelijk binnenskamers te houden. Anderzijds is vrij snel na de uitspraak een discussie over openbaarmaking op gang gekomen, waarvan het uitgangspunt leek te zijn dat nu aan openbaarheid van bepaalde gegevens toch niet te ontkomen was, er dan maar beter pro-actief maar ook prudent mee omgegaan kon worden (De Die & Den Ouden, 2001; Pronk, 2002; Van Everdingen, 2003).

Twee andere uitspraken waarin visitatie een rol speelde, zijn afkomstig uit de tuchtrechtjurisprudentie en houden direct verband met de kwaliteit van de verleende zorg.

2   *Verantwoordelijkheid agnio*

Het ging in deze zaak (Regionaal Tuchtcollege Amsterdam, 1 februari 2000) om een pas geopereerde HNP-patiënte, die na terugkeer op de afdeling een shockachtig beeld vertoonde. In de loop van de avond verslechterde haar toestand en zij overleed 's nachts. Bij obductie werd een geperforeerd vat ter hoogte van L5-S1 geconstateerd. De conclusie was dat patiënte ten gevolge van een irreversibele hypovolemische shock is overleden. De dienstdoende agnio was net twee maanden op de afdeling neurologie werkzaam. In het kader van het eveneens ingestelde strafrechtelijk onderzoek werd een deskundigenbericht uitgebracht en de officier van justitie overwoog dat de afdeling Neurologie over opleidingsbevoegdheid beschikt, dat in dat verband vijfjaarlijks visitaties door de Medisch Specialisten Registratie Commissie (MSRC) hebben plaatsgevonden en dat de afdeling telkens aan de gestelde eisen voldeed. In de visitatierapporten staat dat aan de assistenten een instructie uitgereikt wordt over de organisatie op de afdeling, de werkwijze tijdens diensten en de samenwerking met de achterwacht. Die handelwijze is steeds gevolgd. Ook de agnio in kwestie had een instructie ontvangen. Het tuchtcollege overwoog dat in de instructie ten behoeve van de artsen, werkzaam op de afdeling neurologie van het ziekenhuis, de verantwoordelijkheidsverdeling duidelijk is geregeld: de verantwoordelijkheid voor een neurochirurgische patiënt, ook al verblijft deze op de afdeling neurologie, berust bij de neurochirurg of diens assistent. Dat de agnio niet volgens die instructie heeft gehandeld, kon de neuroloog niet worden aangerekend.

3   Beoordeling verwijtbaarheid

De casus betrof de zorg en behandeling van een neonaat op de kinderafdeling van een ziekenhuis. De klacht van de ouders was in eerste aanleg als ongegrond afgewezen. Daarop zijn zowel de ouders als de Inspectie in hoger beroep gegaan. Het Centraal Tuchtcollege (15 augustus 2000) overwoog dat het medisch handelen op een aantal punten dusdanig tekortschoot dat van tuchtrechtelijke verwijtbaarheid sprake is. Tegelijkertijd overwoog het College dat uit het in 1999 uitgebrachte visitatierapport is gebleken dat de aangeklaagde arts de reorganisatie van de kinderafdeling sinds zijn aantreden in 1994 voortvarend heeft aangepakt en dat de resultaten in het visitatierapport als goed zijn beoordeeld. Voorts speelt bij keuze van de op te leggen maatregel een rol dat de arts voor de organisatie van de kinderafdeling ondersteuning van een ander ziekenhuis heeft gevraagd maar niet heeft gekregen. Alles overwegend besloot het Centraal Tuchtcollege tot oplegging van de lichtste maatregel: een waarschuwing.

Op basis van deze tuchtrechtuitspraken kan worden geconstateerd dat de inhoud van een visitatierapport ook gebruikt kan worden om het verweer van een arts die in een juridische procedure wordt betrokken, kracht bij te zetten.

4   Opzegging toelatingsovereenkomst

Over (betwiste) opzegging van een toelatingsovereenkomst van een medisch specialist door het ziekenhuis 'wegens gewichtige redenen', oordeelt (in veel gevallen) het Scheidsgerecht voor de Gezondheidszorg. Het Scheidsgerecht onderzoekt de feiten en omstandigheden die het ziekenhuis als gewichtige redenen voor opzegging aanvoert. In de uitspraken van het Scheidsgerecht in dergelijke zaken komen visitatierapporten wel eens aan de orde, maar eigenlijk altijd meer zijdelings dan in de hiervoor aangehaalde uitspraken. De inhoud van een visitatierapport is een van de elementen op basis waarvan het Scheidsgerecht, bijvoorbeeld in het kader van een opzegging van een toelatingsovereenkomst of een ontbinding van een maatschapscontract, zich een beeld vormt over het functioneren van de specialist of de maatschap (zie www.scheidsgerechtgezondheidszorg.nl).

8.4 Verantwoorde zorg bedreigd: de rol van derden

Niet zelden komt het voor dat anderen dan de meest direct betrokkenen (specialisten en patiënten) bekend zijn met omstandigheden die een bedreiging vormen voor de patiëntenzorg. Te denken valt aan persoonlijke conflicten of samenwerkingsproblemen waardoor de kwaliteit en/of de continuïteit van de zorg in het geding zijn.

Er zijn verschillende categorieën personen die van het bestaan van dergelijke problemen op de hoogte kunnen zijn: in de eerste plaats beroepsbeoefenaren in het ziekenhuis (collega's in de eigen maatschap of uit andere maatschappen, leden van de medische staf, arts-assistenten, verpleegkundigen, ok-assistenten enz.), ten tweede functionarissen die via ziekenhuismedewerkers of patiënten op de hoogte kunnen zijn (bedrijfsmaatschappelijk werk, arbo-arts, patiëntenvertrouwenspersoon) en ten derde externe adviseurs (consultants, advocaten, accountants e.d.).

De situatie waarvan deze personen uit hoofde van hun functie op de hoogte zijn, kan zo ernstig zijn dat zij zich geroepen voelen daarmee naar buiten te treden. Factoren die de gevoelde noodzaak hiertoe klemmend maken zijn: de ernst van de risico's, de duur van het probleem, de wetenschap dat het bestaan ervan door direct betrokkenen ontkend wordt en/of dat er niet aan een oplossing van het probleem wordt gewerkt, bekendheid met reeds opgetreden ernstige schade of calamiteiten ten gevolge van het probleem. Indien zo'n persoon het probleem aan de orde stelt, kan hij het risico lopen als 'klokkenluider' te worden aangemerkt en, zoals bekend, loopt het met klokkenluiders meestal niet goed af (Meijboom, 2001). Het ligt voor de hand dat men op een zo veilig mogelijke manier melding wil doen, maar wel zodanig dat het probleem vervolgens wordt aangepakt.

De vraag rijst of signalen over bedreiging van de patiëntenzorg afkomstig van derden een rol kunnen, mogen of zelfs moeten spelen in de visitatie.

8.5 Visitatie en extern gebruik: discussie

In hoofdstuk 3 wordt uitvoerig ingegaan op inzage in en beschikbaarheid en gebruik van het visitatierapport door andere partijen dan de maatschap. De discussie in dit hoofdstuk en in de workshop die hieraan voorafging, gaat over de vraag of visitatie en de uitkomsten daarvan eigenlijk wel geschikt zijn voor 'uitwendig gebruik'. De breed gedragen opvatting is dat visitatie in zijn huidige vorm niet geschikt is voor externe toepassing. De nieuwere vormen van visitatie, met meer objectief meetbare kwaliteitsnormen, mogelijk wel. Hierbij kan gedacht worden aan 'benchmarking' dat als doel heeft de eigen prestaties te vergelijken met 'de beste' om daarvan te leren.

Kwaliteitsvisitatie wordt in de eerste plaats gezien als voorwaardenscheppend voor het leveren van verantwoorde zorg aan de patiënt. Als zodanig is het een belangrijk en waardevol instrument. Het is evenwel onbruikbaar als bron voor consumenteninformatie of gegevens ten behoeve van zorgverzekeraars. Niet omdat de aanwezigen geen inzicht willen geven, integendeel, maar omdat er nog geen indicatoren zijn om goede en betrouwbare gegevens te genereren, geschikt voor het doel waarvoor ze worden verzameld. De huidige instrumenten leveren nog onvoldoende vergelijkbare uitkomsten op. Bovendien is visitatie niet bedoeld om externe vergelijkingen in de zin van 'ratings' of rangordes te maken.

Voor patiënten zijn drie kwaliteitsparameters relevant: veiligheid, effectiviteit en patiëntgerichtheid. Dat zijn uitkomstindicatoren, te gebruiken om relevante en gerichte productinformatie te verschaffen. Die indicatoren moeten echter nog verder worden ontwikkeld. Het gaat niet aan om, bijvoorbeeld onder druk van de media of de publieke opinie, uitkomsten van kwaliteitsvisitaties als uitkomstindicatoren ten behoeve van patiënten/consumenten te gebruiken: dat is oneigenlijk. Overwogen kan worden om, zolang er geen andere uitkomstindicatoren voorhanden zijn, de uitkomsten van visitatie wel te gebruiken in het onderhandelingsproces met zorgverzekeraars. Daarbij mag echter niet uit het oog verloren worden ten behoeve van welk doel het visitatierapport is opgesteld.

Over de vraag of de Inspectie bevoegd is om in het kader van haar toezichthoudende taak visitatierapporten op te vragen, lopen de meningen uiteen. Dit is zeker geen vanzelfsprekendheid. Sterker nog, sommigen zijn ervan overtuigd dat wanneer de Inspectie deze handelwijze tot beleid zou verheffen, dit 'de dood in de pot' voor de visitatiepraktijk zal zijn. Een belangrijke voorwaarde voor een goede visitatie is immers het collegiaal vertrouwen. Als visitaties er mede toe dienen om de Inspectie van informatie te voorzien, is dit slecht voor het vertrouwen en derhalve slecht voor de visitatiepraktijk. Het karakter van intercollegiale toetsing valt dan weg en dit zal de animo om te participeren in kwaliteitsvisitaties bepaald niet stimuleren.

Ook het gebruik van visitatierapporten in juridische procedures verdient de nodige waarborgen. Men vindt dat dit gebruik niet op voorhand is uitgesloten, maar wijst erop dat het gebruik van een rapport ter ondersteuning van een stelling van een van de partijen in een geschil heel iets anders is dan waarvoor het is bedoeld. Daar dienen partijen zich van bewust te zijn. Primair gaat het bij visitatie om toetsing, educatie en verbetering. Met dat doel zijn de visitatierapporten ook opgesteld. Anders ligt dat overigens bij de zogeheten 'brandweervisitaties' die naar hun aard een meer probleemgericht karakter hebben (zie hoofdstuk 2). Mocht men een rapport in een juridische procedure willen gebruiken, dan zal dit consequenties hebben voor de verslaglegging en de rapporteurs. In dat geval zal de nadruk onvermijdelijk meer komen te liggen op objectiviteit, gehanteerde normen, eenduidige interpretatie van formuleringen en conclusies en de redactie van het rapport. Bovendien is erop gewezen dat juridisering een verstorend effect kan hebben op het doel van de kwaliteitsvisitatie.

8.6 Besluit

Visitatie is onlosmakelijk verbonden met het streven naar verantwoorde zorg en daardoor draagt visitatie bij aan het vertrouwen dat het publiek respectievelijk de patiënt mag stellen in de kwaliteit van de geboden medisch-specialistische zorg. Visitatie heeft een belangrijke functie voor het ziekenhuis, maar heeft ook een bredere maatschappelijke functie.

Voor het ziekenhuis heeft visitatie drie functies, samenhangend met de eisen van de Kwaliteitswet zorginstellingen:
- kwaliteitsverbetering: visitatie is een vast onderdeel van het kwaliteitssysteem van het ziekenhuis als geïntegreerd medisch bedrijf;
- borging van kwaliteitseisen: door periodieke visitatie wordt bijgedragen aan het waarborgen van de kwaliteit en de organisatie van de medisch-specialistische zorg;
- externe verantwoording: het ziekenhuis kan externe partijen (patiëntenorganisaties, zorgverzekeraars, inspectie) erover informeren dat visitatie plaatsvindt en verslag doen van de globale uitkomsten daarvan.

Ook voor de samenleving zijn drie functies van visitatie te benoemen, daarbij wordt het juridisch kader gevormd door artikel 22 in de Grondwet (maatregelen ter bevordering van de volksgezondheid):
- door de vaste praktijk van visitatie wordt het vertrouwen van het publiek in de kwaliteit van de (medisch-specialistische) gezondheidszorg gecontinueerd en geborgd;
- visitatie heeft een functie bij het afleggen van verantwoording over de besteding van publieke middelen in de gezondheidszorg;
- uitkomsten van visitatie fungeren in de praktijk als toetsingsmaatstaf bij juridische geschillen.

Of signalen van derden die beroepsmatig op de hoogte zijn van ernstige bedreigingen van verantwoorde zorg, betrokken kunnen en mogen worden in de kwaliteitsvisitatie is nog een punt van discussie.

Geen discussie bestaat over de toepassing van de huidige kwaliteitsvisitatie: niet voor 'uitwendig gebruik'. Voor betrouwbare consumenteninformatie zijn andere parameters nodig: uitkomstindicatoren die specifiek voor dat doel ontwikkeld moeten worden. Visitatie is en blijft gediend met het vertrouwen van de deelnemers dat de uitkomsten daarvan niet voor een ander doel worden gebruikt dan waarvoor het instrument is bedoeld: intercollegiale toetsing, professionele educatie en verbetering van de kwaliteit van de medisch-specialistische zorg.

Aanbevelingen

- Wetenschappelijke verenigingen dienen met voortvarendheid te werken aan de (verdere) ontwikkeling van uitkomstindicatoren die vergelijkbare gegevens over de kwaliteit van de medisch-specialistische zorg met betrekking tot zorginhoud, zorgverlening en zorgorganisatie opleveren ten behoeve van consumenteninformatie.
- Het intercollegiale karakter van de kwaliteitsvisitaties dient gehandhaafd te worden. Met het verstrekken van (informatie uit) visitatierapporten aan de Inspectie dienen raden van bestuur en in voorkomend geval maatschappen zelf, prudent en terughoudend om te gaan.
- Visitatie dient primair gericht te blijven op educatie, professionele reflectie, het continue leerproces en verbetering. Mochten visitatierapporten in toenemende mate een rol gaan spelen in juridische procedures, dan dienen visiteurs getraind te worden in redactionele vaardigheden om een eenduidige interpretatie van de bevindingen en conclusies van de visitatie mogelijk te maken.

Literatuur

Centraal College van Medische Specialisten. Kaderbesluit. Staatscourant 15 december 2004, 241, artikel D.20.

Die AC de, Ouden W den. Getob met de Wob, de werking van de Wet openbaarheid van bestuur op het terrein van de gezondheidszorg. TvGR 2001;3:138-54.

Everdingen JJE van. Grenzen aan transparantie, voorzichtigheid geboden bij openbaarmaking van gegevens. Medisch Contact 2003;3 januari.

IGZ. Jaarrapport 2001. Den Haag, mei 2002.

Leidraad Onderzoek door de Inspectie voor de Gezondheidszorg naar aanleiding van meldingen. Staatscourant 26 november 1996, 236, artikel 16.

Meijboom EJ. De les van een conflict – het verhaal van een klokkenluider. In: Lens P, Kahn Ph, redactie. Over de schreef, over functioneren en disfunctioneren van artsen. Utrecht: Van der Wees Uitgeverij, 2001.

Pronk E. Openbaarheid belemmert transparantie, Wet openbaarheid van bestuur botst met controle- en kwaliteitssystemen. Medisch Contact 2002;29 mei.

Tweede Kamer. TK 1996-1997, 25308, nr. 1, Toezicht op het beleidsterrein van de volksgezondheid, p. 55.

www.scheidsgerechtgezondheidszorg.nl

Rechtspraakoverzicht
Raad van State, afdeling Bestuursrechtspraak, 10 oktober 1998. TvGR 1999/49.
Raad van State, afdeling Bestuursrechtspraak, 1 december 2004. JB 2005;25 (m.nt. G. Overkleeft-Verburg).
Regionaal Tuchtcollege Amsterdam, 1 februari 2000. www.tuchtcollege-gezondheidszorg.nl, 99.064.
Centraal Tuchtcollege, 15 augustus 2000. Staatscourant 2001, 201, pub. 225.

Hoofdstuk 9

VISITATIE IN TOEKOMSTPERSPECTIEF

F.C.B van Wijmen en M.J.M.H. Lombarts

9.1 Inleiding

Dit boek gaat over visitatie. In de opzet van het boek vormt het recht de invalshoek waarlangs naar deze vorm van intercollegiale kwaliteitscontrole wordt gekeken. Het beschrijft de ontmoeting tussen de medische praktijk en het (gezondheids)recht, waarbij duidelijk is geworden dat deze kruisbestuiving doorkijkjes biedt naar vele facetten van de dagelijkse werkelijkheid. In het oog lopende thema's zijn kwaliteit en professionaliteit, beide kernelementen van een goede medische beroepsuitoefening en tegelijkertijd missies die het recht en de wetgever aan professionals in de gezondheidszorg meegeven. Het recht rekent voorts in verantwoordelijkheden en bevoegdheden, die van de arts vragen dat hij werkt binnen zijn competenties en volgens zijn opdracht, maar die hem ook vrijheid en ruimte laten om naar eer en geweten te beslissen. De verhouding met de patiënt komt in zicht, maar ook de plaats van de arts in de organisatie waar hij werkzaam is.

Bij het recht gaat het om normen, vastgelegd in regels, en om handhaving van die normen en regels. Doelen zijn respect voor ieders vrijheid en persoonlijkheid, gelijkheid en een rechtvaardige verdeling van schaarse goederen. Bij visitatie spelen deze thema's ook een rol: het gaat om een eerlijke en evenwichtige beoordeling van het werk van maatschap en individu.

In deze slotbeschouwingen passeren de voorgaande hoofdstukken nog eens de revue. We grijpen terug op de bevindingen en trachten daarin bepaalde lijnen en patronen te herkennen. Die lijnen laten ontwikkelingen zien, de patronen tonen verschuivingen. Met respect en waardering voor het verleden ontrollen zich verwachtingen en opdrachten voor de toekomst.

9.2 Verantwoorde zorg

Verantwoording is in de huidige Nederlandse gezondheidszorg een sleutelbegrip. Anno 2005 zijn 'rekenschap' en 'transparantie' belangrijke termen. Onder de titel 'Rekenschap en transparantie moet je omarmen' rapporteerde Aegon-topman Van der Werf in het voorjaar van 2005 over het afleggen van verantwoording met betrekking tot geleverde producten in de gezondheidszorg. Rekenschap duidt op de intrinsieke behoefte open te zijn over datgene wat je te bieden hebt. Als speciaal gezant van het project Sneller

beter, dat minister Hoogervorst in 2003 startte samen met de ziekenhuizen en de Orde van Medisch Specialisten, formuleerde hij voor de zorgsector vier belangrijke aanbevelingen over rekenschap en transparantie.
– Benoem de rechten en plichten van de klant.
– Rekenschap en transparantie moet je willen.
– Meer vrijheid en verantwoordelijkheid voor de sector.
– Gestroomlijnd toezicht is in het belang van de klant.

Passen we deze aanbevelingen toe op de visitatie van medisch specialisten, dan gaat het ook hier om het verduidelijken van de positie van de klant (de patiënt), het verschaffen van inzicht en openheid, het verminderen van het aantal regels en de bureaucratie en het toelaten van gestroomlijnd toezicht. Dat alles in het belang van verantwoorde zorg.

Op deze manier verbindt visitatie professionaliteit met kwaliteit en veiligheid. Visitatie is een sympathieke vorm van verantwoording afleggen. Het aantrekkelijke is dat de maat genomen wordt door collega's, die geacht worden verstand van zaken en recht van spreken te hebben. Sympathiek ook omdat de toetsing plaatsvindt in de vorm van een dialoog en het in de huidige opmaak niet gaat om een vorm van controle door een instantie van buiten die komt inspecteren en beoordelen (of zelfs veroordelen) wat goed en wat fout is. Dergelijke vormen van inspectie en toezicht zijn noties uit de vorige eeuw. In de jaren zeventig introduceerden Harteloh en Casparie (1998) het onderscheid tussen een naar binnen gekeerde inspectiebenadering en een open – naar buiten gerichte – bedrijfskundige blik. Verwant zijn de theorieën waarmee Donald Berwick bekendheid verwierf: de theorie van de 'rotte appel' en die van de 'continue verbetering' (Berwick, 1989).

Visitatie draait in wezen om verantwoorde zorg. Elke individuele zorgverlener en elke zorginstelling heeft te voldoen aan de wettelijke verplichting om verantwoorde zorg te verlenen, zorg die in ieder geval van goed niveau is, die doeltreffend, doelmatig en patiëntgericht wordt verleend en die is afgestemd op de behoefte van de patiënt. Bij visitatie staat de in maatschapsverband geleverde zorg centraal.

Had visitatie tot nu toe enigszins het karakter van een 'onderonsje', uit de bespiegelingen in dit boek blijkt dat dit tot de verleden tijd gaat behoren. Niet alleen de instelling waar de maatschap[20] functioneert maakt aanspraak op een zekere mate van betrokkenheid, ook voor de patiënt en voor patiëntenorganisaties gaat dit op. Geheel in overeenstemming met het vigerende kwaliteitsbegrip maakt het patiëntenperspectief deel uit van zowel de norm-

---

20 Medisch specialisten werken veelal in georganiseerd verband. Hiervoor worden verschillende benamingen gebezigd, zoals maatschap, vakgroep, praktijk, discipline en afdeling. Teneinde de leesbaarheid te verbeteren is in dit boek gekozen voor de meest gebruikte naam: de maatschap. We schrijven dus over maatschappen, waarbij alle andere organisatievormen inbegrepen zijn.

stelling als de toetsing. Kwaliteit omvat behalve de aspecten doeltreffendheid en doelmatigheid ook de dimensie patiëntgerichtheid in termen van 'performance' en van afstemming op de reële behoefte van de patiënt. Als de kwaliteit in maatschapsverband wordt getoetst, dienen ook die aspecten in beeld te komen.

9.3 Ontwikkelingsperspectief

In de eerste fase van de kwaliteitsvisitatie lag de nadruk op de structuur en organisatie van de maatschap. Zijn de zaken goed geregeld, goed ingebed, goed georganiseerd? Gekozen werd voor de 'veilige kant'. De feitelijke patiëntenzorg noch het medisch-specialistisch handelen werden doelgericht en expliciet aan een kritische collegiale blik onderworpen. Uiteraard kon het functioneren van de maatschap niet buiten beschouwing blijven indien er sprake was van vermeend disfunctioneren. Ook al was men gericht op de organisatorische aspecten van de specialistische patiëntenzorg, eventuele (ernstige) problemen met het functioneren van en de samenwerking tussen de individuele specialisten konden niet aan de aandacht ontsnappen. De meeste wetenschappelijke verenigingen hebben (helaas) ervaring opgedaan met deze situatie en de hieruit voortvloeiende dilemma's of problemen, die ter illustratie worden verwoord in de casus in dit boek. De behoefte aan een goed (verenigings)beleid ten aanzien van vermeend en/of geconstateerd disfunctioneren van maatschappen werd in de eerste fase van de kwaliteitsvisitatie duidelijk.

De tweede fase, die we inmiddels bereikt hebben, gaat een stap verder. Behalve de organisatie van de maatschap – die thans systematischer wordt geëvalueerd – komen ook professioneel-inhoudelijke aspecten aan de orde. Dat is zichtbaar in het nieuwe toetsingskader dat geïntroduceerd is in het eerste hoofdstuk van dit boek. Het professionele kwaliteitsprofiel omvat de evaluatie van de zorg, de professionele ontwikkeling, het functioneren van de maatschap en het patiëntenperspectief. Voor deze vier kwaliteitsdomeinen kunnen medisch specialisten verantwoordelijk worden gehouden. De eigentijdse vormgeving van visitatie impliceert dat de normen waaraan wordt getoetst, vooraf bekend zijn en dat degenen die de maat genomen wordt, allereerst de gelegenheid krijgen een zelfevaluatie uit te voeren. Op basis van de eigen inventarisatie en waardering van de actuele situatie vindt de toetsing door de visitatiecommissie plaats. Het resultaat is een oordeel over de zorg voor de kwaliteit die de gevisiteerde maatschap aan de dag legt.

Over enige tijd zal zich onmiskenbaar de volgende fase aandienen. De richting van de ontwikkelingen is nu reeds zichtbaar. Over uiterlijk tien jaar zal de aandacht verschoven zijn van de zorg voor kwaliteit naar de kwaliteit van zorg. De ontwikkelingen gaan razendsnel. Ziekenhuizen zijn nu al verplicht om hun prestatiegegevens naar de Inspectie voor de Gezondheidszorg te sturen. In de basisset prestatie-indicatoren is een aantal zorginhoudelijke indicatoren opgenomen, zoals de visusverbetering na een cataractoperatie, het gemiddelde HbA1c bij diabetespatiënten en de incidentie van decubitus bij patiënten met totale heupvervanging. Deze indicatoren roepen veel discussie op, met name over de vraag of deze gegevens iets (kunnen) zeggen over de geleverde kwaliteit van zorg en zo ja, wat precies. Juist omdat deze vraag nog niet bevredigend kan worden beantwoord, wordt in het nieuwe visitatiemodel geen oordeel geveld over de uitkomsten van zorg. Nog niet. Op het moment dat ('evidence based') indicatoren beschikbaar zijn (ontwikkeld door de medische professie) en gegevens op betrouwbare wijze kunnen worden verzameld, zal de focus van de kwaliteitsvisitatie onherroepelijk verschuiven naar de evaluatie van de kwaliteit van de feitelijk geleverde patiëntenzorg.

Een tweede ontwikkeling die zich de komende jaren zal voltrekken, is de toetsing van (aspecten van) het individueel professioneel functioneren. Voor het zo ver is, zullen er goede evaluatie-instrumenten moeten worden ontwikkeld. Dit is niet eenvoudig omdat het professioneel functioneren van medisch specialisten betrekking heeft op complexe kwaliteiten zoals communicatie, samenwerking en professionaliteit. Onze inschatting is dat de kwaliteitsvisitatie primair een maatschapsaangelegenheid zal blijven, waarin het individuele professioneel handelen wel een expliciete plaats zal krijgen. In een aantal hoofdstukken (2, 4 en 6) werd al op de gevolgen van een dergelijke verschuiving gepreludeerd.

9.4 Transparantie

Het woord 'transparantie' is al gevallen; doorzichtigheid. Maatschappen in een glazen huis? Het vereist openheid om verantwoording af te leggen en rekenschap te geven. We mogen evenwel niet uit het oog verliezen dat voor de visitatie in de vorm zoals die in de nabije toekomst gebruikt gaat worden, geldt: niet voor 'uitwendig gebruik'. Het doel van de visitatie is niet dat een daartoe gemachtigde instantie van buitenaf naar het reilen en zeilen van de maatschap kijkt en daar een kwaliteitsoordeel over velt. De visitatie is en blijft een vorm van 'peer review'. De kern van de visitatie is dat de beroepsgroep, de wetenschappelijke vereniging, de normen stelt en dat beroepsgenoten toetsen of aan die normen wordt voldaan. Juist ten aanzien van die normontwikkeling zien we dat verenigingen voorzichtig zijn en terughoudend zijn met het expliciteren van wat 'voldoende' en 'onvoldoende' kwaliteit van zorg is. Het gebrek aan 'evidence' voor de relatie tussen een norm en de uiteindelijk geleverde kwaliteit speelt daarin – begrijpelijk en terecht – een grote rol. Maar ook de angst voor bureaucratisering (nog meer registreren en documenteren) en juridisering (wordt kwaliteit tegen ons gebruikt?) zijn vertragende factoren in de ontwikkeling van normen. Als normen echter niet worden vastgelegd, of alleen die normen waaraan een ruime meerderheid van de maatschappen toch al voldoet, prikkelt dit niet tot de gewenste kwaliteitsverbetering. Bovendien biedt deze handelwijze een schijnzekerheid: ook impliciete normen – onder meer terug te vinden in de aanbevelingen voor verbetering in de visitatierapporten – kunnen maatgevend zijn voor de rechter. Verstandiger lijkt het om helder te zijn over de aard van de normen (streefnormen of minimumnormen) en over de betekenis en het gewicht ervan. Dit stelt visitatiecommissies in staat om genuanceerde aanbevelingen voor verbetering te formuleren zonder daarbij het 'unheimische' gevoel te hebben 'ongegrond' een oordeel te vellen over collega's.

Het collegiale karakter van de visitatie betekent overigens niet dat de resultaten vandaag de dag ook geheel intern blijven. In verscheidene hoofdstukken (5, 6, 7 en 8) is beschreven dat het vertrouwelijk karakter van de visitatie een volledige en open medewerking van maatschappen en individuele specialisten garandeert. Het rapport wordt ook aan de maatschap uitgebracht en die bepaalt wat er verder mee gebeurt. Contractueel kan worden overeengekomen dat het bestuur van de medische staf en de raad van bestuur op passende wijze op de hoogte worden gesteld van de uitkomsten van de visitatie. Vertrouwelijke toezending en bespreking van de conclusies en aanbevelingen lijkt een alleszins aanvaardbare vorm om dat te doen.

Een volgende stap in de transparantie is de externe verantwoording. Er kan onderscheid worden gemaakt tussen informatie over het feit dat visitatie van een bepaalde maatschap of praktijk plaatsvindt en over de inhoud en uitkomsten van die visitatie. Op grond van artikel 5, tweede lid, sub b, van de Kwaliteitswet zorginstellingen is het verdedigbaar dat in het kwaliteitsjaarverslag melding moet worden gemaakt van visitatie. Deze bepaling verplicht de zorginstelling ertoe om in het jaarlijkse kwaliteitsverslag te vermelden wanneer en op welke wijze in de instelling kwaliteitsbeoordeling plaatsvindt en het resultaat daarvan. Het ligt voor de hand dat deze laatste in algemene bewoordingen bekend zullen worden gemaakt.

Slotsom kan de volgende aanbeveling zijn: versterk de grondslag van de visitatie door de ontwikkeling van normen en behoud het sterke punt van visitatie (peer review) met een genuanceerd gebruik van resultaten in bredere context.

9.5 Visitatie en de individuele specialist

In verschillende hoofdstukken zijn de mogelijke consequenties van kwaliteitsvisitatie voor de individuele specialist aan de orde geweest. De lijn van denken is dat de visitatie niet is opgezet als instrument om het persoonlijk functioneren van specialisten te beoordelen, maar dat dat niet betekent dat visitatie nimmer consequenties kan hebben in het individuele vlak.

Men moet zeer voorzichtig zijn met het formuleren van persoonlijke kwalificaties op grond van visitatie. Het visitatie-instrument is daar niet voor bedoeld en de vraag is of de procedure voldoende waarborgen bevat om individuele belangen op dit punt behoorlijk te beschermen. Dat wil echter niet zeggen dat bij visitatie, het voeren van gesprekken en het opstellen van de rapportage het functioneren van individuele maatschapsleden buiten beschouwing kan blijven. Een kritische noot in algemene zin, bijvoorbeeld over de kwaliteit van de onderlinge informatie en communicatie, zal doorgaans geen problemen opleveren. Problematisch wordt het wel als alles lijkt te wijzen in de richting van het disfunctioneren van één van de maatschapsleden. Grote behoedzaamheid en tact zijn daarbij geboden, zowel in het schriftelijk rapporteren als in de mondelinge communicatie daarover.

Het verdient aanbeveling in geval van apert disfunctioneren van een maatschapslid deze problematiek onmiddellijk te isoleren van de visitatie en de follow up en het als een afzonderlijk, delicaat, probleem aan te pakken. De voorzitter van de medische staf of een speciale vertrouwenspersoon kan daarbij een belangrijke rol vervullen. Die kan de verbinding vormen naar een van de beide sanctiesystemen, die in dergelijke gevallen in werking gesteld kunnen worden. Het eerste sanctiesysteem is dat van de instelling. Op grond van de contractuele relatie met de instelling kan de individuele specialist aangesproken worden op zijn functioneren en kunnen in het uiterste geval disciplinaire maatregelen worden getroffen. Het andere sanctiesysteem bevindt zich buiten de instelling, namelijk bij de wetenschappelijke vereniging. Zo lang een medisch specialist lid is van 'zijn' wetenschappelijke vereniging, dient hij bepaalde verplichtingen na te komen en kunnen – volgens de statuten of reglementen – jegens hem bepaalde sancties worden getroffen. In het algemeen zullen die sancties verband houden met het lidmaatschap van de vereniging en minder met het individueel functioneren in instellingsverband. Maar zodra de professionaliteit of de goede reputatie van de vereniging in het geding is, zal het sanctiearsenaal mogelijk weer wel van toepassing zijn.

Een relevante vraag in dit verband is ook of er een koppeling bestaat of zal komen tussen de uitkomsten van de visitatie en de individuele herregistratie. Tot op heden is deze koppeling niet gemaakt en is alleen deelname aan de kwaliteitsvisitatie verplicht voor het behoud van inschrijving in het specialistenregister. Hoewel het niet meer dan logisch lijkt om patiënten te behoeden voor blijvend ondermaats presterende maatschappen, komt de – ook eerder in dit boek (hoofdstuk 6) geopperde – koppeling veel te vroeg. Een dergelijke koppeling is pas dan gerechtvaardigd als er duidelijke kwaliteitsnormen beschikbaar en voor een ieder bekend zijn, als er gelijke normen gelden voor alle specialisten, als de relevante gegevens beschikbaar zijn, als de zorg voor kwaliteit en/of de kwaliteit van zorg op betrouwbare wijze kunnen worden gemeten en als er procedures zijn voor beroep en bezwaar van maatschappen tegen de uitkomsten van een visitatie. Het moge duidelijk zijn – ook na lezing van dit boek – dat er op al deze gebieden nog heel wat werk verzet dient te worden.

Ten principale blijft het een vraag of het visitatietraject geschikt is voor beoordeling van het persoonlijk functioneren van medisch specialisten. Zoals al gesteld, zal het instrumentarium daaraan moeten worden aangepast. Verdedigbaar is de stelling dat een dergelijke beoordeling hier in het geheel niet in thuishoort. Sinds jaar en dag kennen zichzelf respecterende instellingen een systeem van periodieke functionerings- en beoordelingsgesprekken. Die vinden in de lijnorganisatie plaats, dat wil zeggen dat de leidinggevende dergelijke gesprekken voert, al dan niet in aanwezigheid van een personeelsfunctionaris. In die zin moet waarschijnlijk ook het idee van de NVZ vereniging van ziekenhuizen gezien worden. Die opperde in mei 2005 om functioneringsgesprekken met medisch specialisten te houden. De eerste reactie van specialistenzijde was gereserveerd: Kan het ziekenhuismanagement de specialisten inhoudelijk wel beoordelen? Dat kan toch veel beter door collega's gebeuren? Daarmee zijn we terug bij de visitatie of een speciaal te ontwikkelen systeem van individuele peer review.

Op verschillende fronten wordt nu nagedacht over en gewerkt aan de wijze waarop het professioneel functioneren van individuele artsen kan worden geëvalueerd. Dat dit gaat gebeuren staat buiten kijf. De KNMG heeft in 2003 een Kwaliteitsmanifest gepubliceerd, waarin het uitgangspunt is dat elke arts zich open en toetsbaar moet opstellen. Dit houdt onder meer in dat men bereid is tot reguliere gesprekken over zijn/haar functioneren, met betrekking tot zowel de persoonlijke ontwikkeling als de geleverde kwaliteit van zorg. Hierin moet ook eventueel disfunctioneren aan de orde kunnen komen. Een commissie die dit voorjaar door de Orde van Medisch Specialisten werd geïnstalleerd, bereidt thans een advies voor over de invulling hiervan. De commissie is gevraagd daarbij onderscheid te maken tussen evaluatie ter verbetering van de kwaliteit van het professioneel handelen en evaluatie ter correctie van ondermaats presterende medisch specialisten.

9.6 Visitatie en de medische staf

In een professionele organisatie als een ziekenhuis waarin een belangrijk product verantwoorde medisch-specialistische zorg is, spelen de individuele specialist, de maatschap en de medische staf een belangrijke rol. In de discussies over de vorming van het geïntegreerd medisch-specialistisch bedrijf, zoals die in het laatste decennium van de vorige eeuw werden gevoerd, zijn positie en belang van de medische staf eens te meer duidelijk geworden. De medische staf, de vereniging van aan het ziekenhuis verbonden specialisten, vormt de spreekbuis van de specialisten en de maatschappen. Het stafbestuur vertolkt de stem van specialisten en maatschappen in het beleid en in de integratie binnen het bedrijf, maar behartigt tevens hun belangen.

Bij visitaties kan de medische staf, in het bijzonder het stafbestuur, enkele rollen van betekenis spelen. Intern kan het bestuur specialisten en maatschappen aanspreken, naar buiten kan het als hun beschermheer optreden. In tabel 6.1 is te zien dat de staf op de hoogte is van een komende visitatie, dat het stafbestuur door de visitatiecommissie wordt gehoord, dat de resultaten, vertrouwelijk en op passende wijze aan het stafbestuur bekend worden gemaakt en dat het stafbestuur zo nodig ook wordt betrokken bij de follow up van een visitatie. In dit laatste traject kan het bestuur ook een monitorfunctie vervullen.

Het stafbestuur kan bij uitstek een belangrijke en nuttige rol vervullen als bij een visitatie problemen aan het licht komen. Eerder is al opgemerkt dat het dan zaak is de problematiek als het ware uit het visitatietraject te halen en afzonderlijk en vertrouwelijk te behandelen. Het stafbestuur kan in dergelijke gevallen aan de ene kant een beschermingsfunctie vervullen ten opzichte van de maatschap of de individuele specialist en aan de andere kant de verbinding garanderen met de organisatie en het management. In bescherming nemen betekent overigens niet de hand boven het hoofd houden, maar bewaken dat behoorlijke en zorgvuldige procedures worden doorlopen en dat willekeur wordt voorkomen.

De medische staf zou het zinnebeeld kunnen zijn van het collectieve, professionele geweten in het ziekenhuis, dat goed hulpverlenerschap hoog in het vaandel heeft en dat staat voor zorgvuldige bewaking en instandhouding van de professionele standaard. De staf bevindt zich daarmee in het hart van het visitatietraject.

9.7 Visitatie en het ziekenhuis(management)

Meer dan ooit is de medisch specialist afhankelijk van het ziekenhuisbedrijf. Hij is aangewezen op collega's van andere specialismen en op laboranten, andere (technische) medewerkers en vooral ook verpleegkundigen. Onverminderd blijft echter gelden dat de medisch specialist zijn professionele autonomie heeft, die onder meer en met name in de professionele standaard tot uiting komt. Daarin kan men de rechtvaardiging zien dat een zo exclusieve, collegiale procedure wordt gevolgd om de kwaliteit van het inhoudelijk reilen en zeilen van de maatschap te beoordelen.

Het ziekenhuismanagement draagt de eindverantwoordelijkheid voor de kwaliteit van de medisch-specialistische zorg, onverminderd de medisch-professsionele autonomie van de specialisten en maatschappen. Dat verschaft het management een titel om betrokken te zijn bij visitaties. Deze betrokkenheid is uitgewerkt in hoofdstuk 5. De raad van bestuur zal op de hoogte moeten zijn van een op handen zijnde visitatie, al was het alleen maar omdat de visitatiecommissie met die raad ook een gesprek voert.

Verschillende malen is al aan de orde geweest dat de raad van bestuur ook aanspraak kan maken op kennisneming van de uitkomsten van de visitatie in termen van conclusies en aanbevelingen. Juridisch is dat tot uitdrukking gebracht in de model-toelatingsovereenkomst medisch specialist. Voor zover dat niet geconcretiseerd is in de werkelijk met de specialisten gesloten toelatingsovereenkomsten, is het zaak dat dit alsnog zo spoedig mogelijk gebeurt. De modelovereeenkomst bezigt de intrigerende woorden 'naar beste vermogen': de medisch specialist zal naar beste vermogen informatie verstrekken omtrent de uitkomsten van de visitatie. Voor juristen is hier een inspanningsverplichting te herkennen die vergelijkbaar is met het algemene begrip 'te goeder trouw'. De specialist heeft hier aan de ene kant ruimte: hij zal informatie verstrekken 'omtrent...', hetgeen niet hetzelfde is als de uitkomsten letterlijk ter beschikking stellen. Aan de andere kant moet hij zijn best doen om de essentie van de uitkomsten van de visitatie over te brengen. Al vaker is in dit boek het belang van een sfeer van vertrouwen en veiligheid onderstreept.

Visitatie is een onderdeel van het kwaliteitsbeleid, een vorm van intercollegiale toetsing. Zoals de maatschap onderdeel is van het ziekenhuisbedrijf, zo dient ook de visitatie onderdeel te zijn van het kwaliteitsbeleid van het ziekenhuis. Daarover bestaat geen verschil van mening. Deze overtuiging komt tot uiting in de interdependentie tussen visitaties en de NIAZ-accreditatie. Kort en goed: het gaat ernaar toe dat kwaliteitsvisitaties een conditio sine qua non zijn voor het verkrijgen van een NIAZ-accreditatie. En zoals in hoofdstuk 5 is beschreven, zal dit een nieuw licht werpen op de uitwisselbaarheid van de informatie.

9.8 Visitatie en de patiënt(enorganisaties)

De visitatie-nieuwe-stijl gunt de patiënt een duidelijke, herkenbare positie. Het patiëntenperspectief speelt bij de normstelling een rol. De patiëntenenquête hoort informatie te verschaffen over de mening van de patiënt over het reilen en zeilen van de maatschap. Een analyse van klachten van patiënten geeft inzicht in signalen van onvrede en de wijze waarop die zijn opgelost en hebben bijgedragen aan kwaliteitsverbetering. Een kwestie waar nog niet zoveel duidelijkheid over bestaat, maar waarover het laatste woord niet gesproken is, is in hoeverre patiënten en patiëntenorganisaties worden geïnformeerd over uitkomsten van visitaties. Duidelijk is dat patiënten geen inzage in het visitatierapport verwachten en verlangen – een enkele uitzonderingssituatie daargelaten – maar dat zij wel op de hoogte wensen te worden gebracht van de conclusies en aanbevelingen, of die nu gunstig en positief dan wel kritisch en minder rooskleurig zijn.

Patiënten en patiëntenorganisaties, zo is in hoofdstuk 7 te lezen, kunnen hun betrokkenheid bij visitaties onderbouwen met de Kwaliteitswet zorginstellingen in de hand. Het tweede lid van artikel 5, dat gaat over verantwoording, benoemt expliciet hoe deze betrokkenheid concreet en zichtbaar moet worden gemaakt. Voor de wetenschappelijke verenigingen betekent dit dat zij openbaar dienen te maken op welke wijze het patiëntenperspectief in de visitatienormen is verdisconteerd en op welke wijze zij de actuele opvattingen van patiënten in een concreet visitatietraject gaan verzamelen. In alle instellingsjaarverslagen zal te vinden zijn welke visitaties in het verslagjaar hebben plaatsgevonden en wat daarvan in algemene zin de uitkomsten zijn.

Van patiënten en patiëntenorganisaties mag als 'tegenprestatie' een constructieve houding worden verwacht. Dat houdt bijvoorbeeld in dat zij bij problematische situaties in een maatschap adequaat reageren en niet meteen de publiciteit zoeken. Zij moeten de maatschap in zo'n geval de kans geven om intern maatregelen te treffen. Dat vergt overigens dat zij in vertrouwen worden genomen en over alle relevante informatie kunnen beschikken, zowel met betrekking tot de aanleiding van de problemen als de voorgestelde oplossingen. Voortgangsrapportage en informatie over de afronding van de problemen vormen het sluitstuk.

9.9 Visitatie en de samenleving

Het vertrouwen in de Nederlandse medisch specialisten is groot. De Consumentenbond en het Nivel peilen dit vertrouwen van consumenten jaarlijks en rapporteerden dat in 2002 91,8% van de bijna 1500 ondervraagde consumenten (heel) veel vertrouwen had in de medisch specialist. Publiek vertrouwen in de gezondheidszorg is een groot en nastrevenswaardig goed. Daaraan wordt gewerkt door de overheid en de partijen in het veld, getuige bijvoorbeeld de wijze waarop we in het recente verleden over kwaliteit en kwaliteitsbeleid werden geïnformeerd. Wie de websites van het ministerie van vws, de Orde van Medisch Specialisten, de Algemene Vergadering Verpleging & Verzorging en de NVZ Vereniging van Ziekenhuizen bezoekt, vindt informatie over alle belangrijke thema's die in dit boek behandeld worden: visitatie en intercollegiale toetsing, kwaliteit en veiligheid, en rekenschap en transparantie in de gezondheidszorg.

De samenleving is hier gelijkgesteld met het publiek: wij allen die met specialistische zorg in ziekenhuizen te maken kunnen krijgen, voor kortdurende behandeling of als chronische patiënt. De overheid heeft lang het vertrouwen in de kwaliteit van de zorg willen garanderen. In de jaren zeventig en tachtig van de vorige eeuw leefde bij diezelfde overheid de gedachte dat zij de hele zorg kon regisseren en sturend kon optreden ten aanzien van de kwaliteit van zorg. Om meer dan één reden bleek die gedachte niet juist: het was kostbaar, al die regels waren moeilijk te handhaven, maar vooral doodde deze centrale overheidsregie elk maatschappelijk verantwoordelijkheidsgevoel van partijen in de zorgsector.

De samenleving staat in deze nieuwe benadering niet alleen voor het publiek, maar ook voor allerlei partijen in de zorg. De overheid is al genoemd. Een belangrijke andere partij die bij visitatie niet op de voorgrond staat en die in dit boek dan ook geen prominente plaats inneemt, zijn de zorgverzekeraars. Als het in essentie gaat om intercollegiale toetsing en om het primaire zorgproces, ligt het voor de hand dat zorgverzekeraars met hun invalshoek van financiering en doelmatigheid niet de eerste viool spelen. In het visitatietraject is voor de zorgverzekeraars daarom geen expliciete plaats ingeruimd, net zo min als voor de overheid. Het gaat echter wel om de instellingen waar de medisch specialisten en de maatschappen hun werkzaamheden verrichten en om de patiënten met wie een rechtstreekse zorgrelatie bestaat. Zorgverzekeraars hebben wel een relatie met de instellingen, ook in termen van kwaliteit. Daarom kunnen zij aan kwaliteitsbeleid in het algemeen en aan visitaties in het bijzonder eisen stellen en hierover afspraken maken.

9.10 Visitatie en toezicht en handhaving

Normen dienen te worden nageleefd. Van overheidswege is toezicht op die naleving georganiseerd en schending en overtreding van de normen kan worden getoetst en gesanctioneerd door de onafhankelijke rechter. Wakend oog is, als het gaat over kwaliteit en veiligheid van de zorg, de Inspectie voor de Gezondheidszorg (IGZ). De IGZ is belast met het toezicht op de kwaliteit van zorg en mag dus ook aanspraak maken op informatie over de kwaliteit van de in maatschappen geleverde zorg. Daarom is het goed als over visitaties – het feit dát zij plaatsvinden, de normen waaraan wordt getoetst, de procedure volgens welke die toetsing plaatsvindt, de uitkomsten van de toetsing – interactie plaatsvindt met de IGZ. De Inspectie is in de eerste plaats een mogelijke informatiebron omdat zij op de hoogte kan zijn van bepaalde aspecten van het functioneren van maatschappen. In de tweede plaats is de Inspectie, zoals gezegd, geïnteresseerd in de informatie die op basis van visitatie vrijkomt. Het ligt voor de hand dat de instelling deze informatie kanaliseert. In die zin heeft de IGZ geen zelfstandig recht op informatie over de uitkomsten van visitaties, maar ligt het op de weg van de raad van bestuur van een instelling om de Inspectie zo nodig te informeren. Dat kan anders zijn als van een calamiteit sprake is. Het zal echter zelden zo zijn dat een calamiteit in het kader van visitatie naar buiten komt.

Een toezichthoudende instantie als de Inspectie heeft zelf maar een beperkt sanctiearsenaal. Het is er niet voor uitgerust om sancties op te leggen, dat is in de trias politica voorbehouden aan de onafhankelijke rechter. De Inspectie heeft wel de wettelijke bevoegdheid om zaken aan de tuchtrechter voor te leggen. De rechter kan, in dit geval ook letterlijk, worden gezien als het sluitstuk. Dat is niet onbelangrijk als het gaat om visitaties. De rechter is de onafhankelijke instantie die met normoverschrijding wordt geconfronteerd en in dat geval (zij het zelden) strafrechtelijke sanctionering moet overwegen, tuchtrechtelijke toetsing doet plaatsvinden of oordeelt over schadeloosstelling bij tekortkomingen in de civielrechtelijke sfeer. De rechter hanteert behalve verdragsrechtelijke en wettelijke normen ook de normen die in de beroepsgroep of in de sector worden gehanteerd. In die zin kan de rechter kwaliteitsnormen die in het kader van visitatie zijn vastgesteld, als maatstaf gebruiken. De rechter kan de collegiale beoordeling zoals vastgelegd in visitatierapporten bij het vaststellen van zijn eigen oordeel benutten. De rechter doet dat ook, zij het nog slechts enkele malen tot op heden. Ervan uitgaande dat de rechter op oordeelkundige wijze van deze informatie gebruikmaakt, dat wil zeggen de normen op juiste waarde schat en de gegevens uit visitatierapporten op juiste wijze gebruikt, is daar niets verkeerds aan. Het vormt wel een onontkoombare correctie op het motto dat kwaliteitsvisitatie niet voor extern gebruik is. Een visitatierapport dat in handen van de rechter komt, zal of kan door hem worden gebruikt. Dat moet worden aanvaard en dat is misschien maar goed ook. Het zijn immers collega's die volgens een vastgelegde procedure en met verstand van zaken het reilen en zeilen van de maatschap hebben bekeken. Aangenomen mag worden dat een definitief rapport (waar ook betrokkenen hun zegje over hebben kunnen doen) ook voor rechterlijke toetsing solide en relevante informatie bevat.

9.11 Tot slot

Dit boek behandelde de juridische aspecten van kwaliteitsvisitatie van maatschappen. In het Ten Geleide en in het inleidend hoofdstuk is gezegd dat, parallel aan de modernisering van de visitatieprocedure en -praktijk, de behoefte aanwezig was om dieper op allerlei juridische aspecten in te gaan. De eerste reactie bij artsen (net als bij vele andere werkers in de gezondheidszorg) is er een van terughoudendheid en reserve. Weldra komt dan ook het woord 'juridisering' naar boven.

Bij visitatie liggen allerlei juridische vragen en problemen op de loer. Wie mag wat? Wie moet wat? Wat kan ik als ik van een procedure als deze de dupe dreig te worden? Wat zijn zorgvuldigheidsnormen in situaties waarbij een ander mij de maat neemt? Wat kan ik doen tegen een onredelijke beoordeling? Vaak is het kwaad al geschied voor er maar enig bewijs is dat er iets verkeerd is gegaan of gedaan. Dan moet nog maar worden uitgemaakt of het om een onvoorziene complicatie gaat of dat er sprake is van een zogenaamde 'kunstfout'. Geen wonder dat hulpverleners wijken, een stapje achteruit doen, als het om juridische problemen gaat.

In het kader van de gedachteontwikkeling over visitatie is onderkend dat men dergelijke juridische vragen niet uit de weg moet gaan. Met name in de werkconferentie die op 13 oktober 2004 werd georganiseerd – en waarvan dit boek een rechtstreeks product is – is gebleken dat een intensieve en enthousiaste samenwerking tussen juristen en medici iets moois kan opleveren. Medici kunnen over juridische zaken meepraten en tot op zekere hoogte ook bijdragen aan het formuleren van oplossingen. Verder wordt duidelijk dat er – zeker in de wereld van de individuele gezondheidszorg – weinig wetten van Meden en Perzen zijn. Het recht is hier genuanceerd en als het goed is ook bescheiden. Of dat beeld hier bewaarheid is geworden, laten we gaarne aan de beoordeling van de lezer over.

De tekst van dit boek is afgesloten in juni 2005.

Literatuur

Berwick D. Continuous improvement as an ideal in health care. New Engl J Medicine 1989;320;53-6.
Harteloh PPM, Casparie AF. Kwaliteit van zorg: van een zorginhoudelijke benadering naar een bedrijfskundige aanpak. 4e herziene druk. Maarssen: Elsevier/de Tijdstroom, 1998.
KNMG. Kwaliteitsmanifest. Utrecht, 2003.
Werf J van der. Rekenschap en transparantie moet je omarmen. Den Haag: Aegon Nederland NV, 2005.

REGISTER

aanbevelingen 28, 91
–, visitatie- 28
–, voor verbetering 109
aansprakelijkheid
–, bestuursrechtelijke 51
–, civielrechtelijke 51
–, van verenigingen 51
aanstellingsovereenkomst 91
accreditatie 3, 61
adviezen 48
 zie ook visitatieaanbevelingen
Algemene Ledenvergadering 44
Algemene wet bestuursrecht (AWB) 92
arbeidsovereenkomst 91
AWB 92

beroep 29
bestuursrechtelijke aansprakelijkheid 51
bezwaar 29
–, procedure 30
BIG 3, 15, 31, 35, 52, 89, 92, 93, 95
brandweervisitatie 21, 101
Burgerlijk Wetboek (BW) 43, 78
BW 43, 78

CBO 5
CCMS 14, 31, 66, 89
Centraal College Medische Specialismen (CCMS) 14, 31, 66, 89
Centraal Tuchtcollege (voor de Gezondheidszorg) 17, 98
civielrechtelijk 116
–, aansprakelijkheid 51
cliëntenraad 80
consumentenorganisaties 93

dagagenda 27
dienstverband 59
disfunctioneren 49, 50, 66, 70, 107, 110, 111
–, lid 69

Document Medische Staf 30, 45, 52, 67, 92

evaluatie
–, zelf- 8, 20, 26

functioneren 108
fusieproces 35

Grondwet 95

herregistratie 14, 69, 70, 93, 110
hervisitatie 48
huisarts 20
hulpverlenerschap 78

impliciete normen 19, 109
indicatoren 95, 96, 100
individueel 108
–, functioneren 16
individuele kwaliteit 68
 zie ook individueel functioneren en individuele toetsing
individuele toetsing 8
 zie ook individueel functioneren
Inspectie voor de Gezondheidszorg 18, 31, 32, 50, 60, 68, 92, 95, 96, 100, 115
integrale visitatie 2, 3

juridisering 101, 116
jurisprudentie 96

klachten 82
klokkenluider 99
kwaliteitsdomein 15, 26, 28, 107
–, professionele 6
Kwaliteitsinstituut voor de gezondheidszorg CBO 5
kwaliteitsjaarverslag 30, 31, 82, 86, 109
kwaliteitsnormen 28, 100
kwaliteitsnormering,
 zie visitatienormen 28

kwaliteitsprofiel 15, 28, 79, 107
kwaliteitssysteem 60
Kwaliteitswet zorginstellingen (KWZ)
    15, 35, 53, 60, 77, 82, 83, 89, 90, 92, 93
-, art. 2   56, 60, 90
-, art. 3   33, 60, 77, 90
-, art. 4   60, 90
-, art. 5   30, 31, 58, 60, 77, 90
-, art. 7   93
KWZ   15, 30, 31, 33, 35, 53, 56, 58, 60, 77, 82, 83, 89, 90, 92, 93
Landelijke Specialistenvereniging (LSV) 2
Leidschendamconferenties   3, 61
LSV   2

maatschap   17, 20, 43
-, contract   42
-, medische   66
-, overeenkomst   91
Medisch Specialisten Registratie Commissie (MSRC)   69
medische staf   21, 66, 111
meldingen   82
minimumnorm   17, 18, 96
model-toelatingscontract/-overeenkomst   30, 58, 67
MSRC   69

Nederlands Instituut voor Accreditatie van Ziekenhuizen (NIAZ)   6, 61, 92
Nederlandse Vereniging voor Anesthesiologen   2
Nederlandse Vereniging voor Cardiologie   48, 50
Nederlandse Vereniging voor Heelkunde (NVVH)   1, 2, 43, 45, 61
Nederlandse Vereniging voor Kindergeneeskunde   35, 48
Nederlandse Vereniging voor Obstetrie en Gynaecologie (NVOG)   32, 45, 97
Nederlandse Vereniging voor Radiologie (NVVR)   4, 44
NIAZ   6, 61, 92
-, accreditatie   113
normen   20, 76, 101, 108
-, impliciete   19, 109
-, kwaliteits-   28, 100
-, streef-   17, 18
-, visitatie-   14
normontwikkeling   19, 108
normstelling   78

NVOG   32, 45, 97
NVVR   4, 44
NVVH   1, 2, 43, 45, 61

openbaarheid   30, 58, 96
openheid   108
opleidingsvisitatie   31, 35, 57, 89
Orde van Medisch Specialisten   5, 8, 18, 52, 58, 111

patiënt   75, 77, 80, 86, 100, 107, 113
patiënten- en consumentenorganisatie   34, 83, 86
patiëntenorganisatie   75, 77, 80, 93, 113
patiëntenperspectief   81, 85, 113
plenaire visitatiecommissie   29
prestatie-indicatoren   5, 76, 108
professionaliteit   105, 108, 110
professionele kwaliteitsdomeinen   6

raad van bestuur   21, 30, 56, 57, 69, 112
raad van toezicht   56
rapport   25
Regionaal Patiënten/Consumenten Platform (RPCP)   76, 80, 83, 85
reglement   42, 44
-, Disfunctionerend medisch specialist   52
rekenschap   105
richtlijnen   33
richtlijnontwikkeling   15, 79
RPCP   76, 80, 83, 85

samenleving   77, 115
sanctie   19, 110
Scheidsgerecht voor de Gezondheidszorg   33, 51, 96, 99
Specialisten Registratie Commissie   31
stafbestuur   67, 69
statutair   47
    zie ook statuten
statuten   45, 68
sterkte-zwakteanalyse   27, 84
strafrechtelijk   116
streefnormen   17, 18

toelatingsovereenkomst   30, 52, 59, 91, 98, 113
    zie ook model-toelatingscontract
toetsingsnormen   15, 18, 19
    zie ook visitatienormen
toetsingsmaatstaf   96

transparantie   105, 109
tuchtrechtelijk   116
tuchtrechtuitspraken   98
uitkomstindicatoren   100

verantwoordelijkheid   17, 49, 105
verantwoording   109
vereniging
–, aansprakelijkheid   51
–, van ziekenhuizen   58
–, wetenschappelijke   5, 18, 29, 32, 43, 44, 47, 51, 114
verenigingsrecht   43
vertrouwen   5, 94, 100, 114
verwijzers   34, 35
   zie ook huisarts
verzekeraar   33, 34, 93
   zie ook zorgverzekeraar
visitatie
–, aanbevelingen   46
–, brandweer-   21, 101
–, commissie   20, 26, 27, 50, 81, 109
–, plenaire   29
–, her-   48
–, integrale   2, 3
–, normen   14
–, opleidings-   31, 35, 57, 89

–, rapport   25, 28, 29, 46, 67, 81, 96, 98, 99, 100, 113, 116
–, reglement   20
visiteur   70
   zie ook visitatiecommissie

Wet herziening overeenkomstelsel zorg   91
Wet op bijzondere medische verrichtingen   95
Wet op de beroepen in de individuele gezondheidszorg (BIG)   3, 15, 31, 35, 52, 89, 92, 93, 95
Wet op de geneeskundige behandelingsovereenkomst   15
Wet openbaarheid van bestuur (WOB)   32, 96, 97
wetenschappelijke vereniging   5, 18, 29, 32, 43, 44, 47, 51, 114
WOB   32, 96, 97

zelfevaluatie   8, 20, 26
zelfregulering   1, 41
zelfreinigend   48
–, vermogen   57
zorgverzekeraar   33, 92, 94, 115
Zorgverzekeringswet   91, 94

GPSR Compliance

The European Union's (EU) General Product Safety Regulation (GPSR) is a set of rules that requires consumer products to be safe and our obligations to ensure this.

If you have any concerns about our products, you can contact us on

ProductSafety@springernature.com

In case Publisher is established outside the EU, the EU authorized representative is:

Springer Nature Customer Service Center GmbH
Europaplatz 3
69115 Heidelberg, Germany

www.ingramcontent.com/pod-product-compliance
Ingram Content Group UK Ltd.
Pitfield, Milton Keynes, MK11 3LW, UK
UKHW022225230426
12048UKWH00016BA/1065